KB119516

일단 21일만 운동해보기로 했습니다

체력과 습관을 바로잡는 21일 루틴의 힘

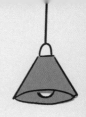

일단 21일만

운동해보기로

했습니다

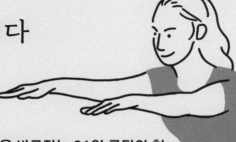

체력과 습관을 바로잡는 21일 루틴의 힘

고민수 지음

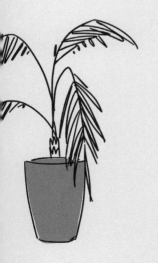

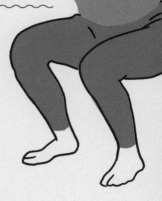

위즈덤하우스

21일만,
할 수 있다고 믿어보기

"여기 마법 같은 약이 있습니다. 이것을 하기만 하면 면역력이 증가하고, 에너지가 넘치며, 기분이 좋아진답니다."

"이것을 하면 피부도 좋아지고 노화를 늦출 수 있어요."

"뿐만 아니라 이것을 하면 집중력과 기억력이 좋아져요. 일의 능률이 높아져 회사에서 승진을 할 확률 또한 높아져요!"

"이것을 하면 인생을 바꿀 수 있습니다!"

"그런데 이게 다 공짜랍니다."

다들 짐작했겠지만 이것은 바로 '운동'이다. 운동의 장점이 이렇게나 많은데, 운동은 왜 이리도 하기가 힘든 걸까? 사람들이 새해가 되면 새롭게 세우는 목표 중 1위를 차지하는 것은 바로 '건강 관리'와 '다이어트'라고 한다. 그리고 이 목표는 전 세계인들이 선택하는 스테디 목표이다. 하지만 이 목표를 이루는 사람은 극히 드물다. 매년 새해가 시작되는 연초, 헬스장은 운동을 시작하려 마음먹은 사람들로 넘쳐나지만, 곧 한산해진다. 등록한 80퍼센트의 사람들이 대체로 5개월 이내에 운동을 그만둔다니 참으로 놀라운 사실이 아닐 수 없다. 이렇듯 운동이란 하는 것 그 자체가 힘들다기보다 꾸준히 계속하는 게 어렵다.

나 또한 그런 사람들 가운데 하나였다. 그런데 15년 전, 갑자기 불어난 살을 빼기 위해 우연히 하지만 필연적으로 체육관을 찾았다. 그 후 내가 체육관에 계속 갈 수 있었던 이유는 바로 운동이 재미있다는 것을 '발견'했기 때문이다. 그때까지는 운동이라는 것이 재미있다는 생각을 해본 적이 없었다. 사실 아직 팔팔한 20대였으니 운동의 필요성도 느끼지 못했고 운동이란 것을 그저 살을 빼기 위한 수단으로만 봤기 때문이다. 그런데 운동을 하며 내 몸과 운동을 '알아가는 과정'에서 그 재미를 느꼈다. 다음으로 운동을 하면서 내 몸은 물론 마음, 삶 자체까지 극적으로 변화하는 것을 경험할 수 있었다. 그전까지 나는 콤플렉스 덩어리였고 자존감도 낮았다. '저주받은 하체'라며 다시 태어나길 바라기도 했다. 그랬던 내가 낯선 미국 땅에서 운동을 처음 시작하고 어떻게 내 몸을 다시 보게 되고 보디빌딩의 비키니 종목 챔피언까지 되었는지, 내 삶을 바꾼 운동 이야기를 해보려 한다. 그러면서 163센티미터 56킬로그램의 평범한 대한민국 여대생이 비키니 챔피언이 될 수 있었던 '운동을 습관으로 만드는 21일 루틴'에 대해 이야기할 것이다.

"어떻게 하면 그렇게 몸을 만들 수 있어요?"

사람들은 피트니스 일을 하는 나에게 뭔가 특별한 운동법이나 식이요법에 대해 자주 물어보지만 솔직히 그런 것은 하나도 없다.

"꾸준히 하면 돼요."

십여 년이 넘도록 몸을 만들고 다른 사람들에게 운동을 가르쳐오다 보니 운동을 '꾸준히' 하는 게 가장 어렵다는 것을 알게 되었다. 누구나 운동을 해야 한다는 걸 알지만 꾸준히 하지는 못한다. 이 책은 그런 사람들에게 도움을 주고자 쓰였다. 조금 하든 많이 하든, 멈추지 않고 꾸준히만 하면 결국 몸에 변화가 온다. 운동을 꾸준히 하는 가장 좋은 방법은 바로 운동을 습관으로 만드는 것이다. '습관'이란 규칙적으로 수행하는 일상적인 행위 또는 특정 상황에 대해 자동적으로 행하는 반응을 말한다. 이 책은 획기적인 운동법이나 살을 빨리 빼는 요령이 아니라, '운동할까, 말까?'란 생각도 하지 않고 그냥 때가 되면 운동을 하는 반응을 몸에 붙이는 것에 대해 이야기할 것이다. 바로 그 운동 습관이 살을 빼거나 평생 건강을 챙기는 밑바탕이 되기 때문이다.

운동을 해야겠다 생각하며 이 책을 집어 든 여러분이라면 며칠 운동하다 포기해본 경험도 있을 것이고 생각지도 않게 헬스장에 기부(?)도 많이 했을 것이다. 하지만 그게 꼭 바쁘거나 의지력이 약해서는 아니었을지도 모른다. 운동이나 식단에 대한 지식이 부족해서는 더더욱 아니었을 것이다. 그저 운동이 습관이 되지 못했던 것이다. 나 역시 날 때부터 운동을 좋아했던 건 아니었다. 그래서 1장에서는 내가 어떻게 운동을 하게 되고 재미를 느꼈는지, 그 후 어떻게 내 몸은 물론 인생관까지도 변했는지를 이야기해보고 싶다. 2장에서는 내가 보디빌딩 대회에 도전하며 운동 습관을 몸에 붙이는 데 '21일 루틴'을 어떻게 활용했는지를 설명할 것이다. 그리고 3장에서는 이 '21일 루틴'을 건강한 삶에 도움이 되는 글들을 읽으며 여러분도 직접 실행해볼 수 있도록 안내하려 한다.

내가 본 많은 사람들이 운동 습관을 만들지 못하는 가장 큰 이유는 자신에 대한 믿음이 부족한 데 있었다. 많은 사람들이 운동을 하기도 전에 "정말 이 운동을 하면 될까요?"라는 질문을 한다. 그들의 질문에는 '설마 저거 한다고 되겠어?', '난 안 돼', '나이가 너무 많아' 같은 의심이 가득하다. 이렇게 스스로를 믿지 못하니 시작도 어렵거니와 시작을 하더라도 이내 포기하게 된다. 앞으로의 21일은 '나 자신을 믿는 연습'을 해본다고 생각하며 하루 10분 홈트레이닝에 도전해보는 게 어떨까. 먼저 작은 성공으로 자신감을 만들어보자. 스스로 10분 운동을 해보고 잘 해냈다고 자신을 칭찬하자. 한 번에 한 걸음씩, 내일도 그렇게 작은 성공을 해보자. 결국 좋은 습관은 '작은 성공의 연속'이다. 속는 셈 치고 딱 3주만 운동해보자. 아무리 못해도 21일은 꾸준히 할 수 있다는 믿음으로!

차례

3장. 내 몸에 운동 습관을 붙이는 21일 루틴

◀█▶ 1주차 _ 21일 시스템 세우기

◀█▶ 2주차 _ 먹는 습관을 돌아보자

1장

외모 말고 체력,
다시 만난
운동 이야기

콤플렉스 덩어리였고,

자존감이 부족해 내 가치를 '1등 하기'로밖에 확인하지 못했던 나.

그런 내가 운동을 만난 이야기를 들려주고 싶다.

나는 평범한 한국 여자였다.
외모지상주의와 남아 선호 풍조의 지배를 받는 사회에서
깎여나간 자존감 때문에 남에게 예쁘게 보이는 것이
가장 중요했던 평범한 한국 여자.

그런데 내 생애 가장 치열한 시기에 운동을 시작하게 되었다.
체력에 집중한 운동은 '살을 빼기 위한' 운동과는 달랐다.
운동 시간은 나 자신에게 온전히 집중하는 시간이었다.
근육은 힘만 길러주는 것이 아니라
자신감과 용기도 만들어주었다.

인생에 둘도 없는 친구가 되어준 운동.
그리고 나를 절대 배신하지 않는 내 근육.
여러분에게도 알려주고 싶다.
운동이 참 좋은 그 이유를.

누가 내 하체를
저주했나

~~~~~~~~~~~~~~~~~~~~~~~~~~~~~~~~

"야, 다리 존나 두꺼워!"

스무 살 여름. 난생 처음으로 워터파크에 가기 위해 수영복을 장만했다. 하지만 '저주받은 하체'인지라 비키니만 입을 자신이 없던 나는 반바지형 수영복을 골랐다. 파도 풀에서 친구와 신나게 놀고 있는데 들려온 그 한마디. 나한테 하는 소리인지도 확실하지 않았지만, 내 얼굴은 이내 벌겋게 달아오르고 있었다. 애써 못 들은 척 태연하게 물놀이를 하며 살짝 뒤를 살피니, 소위 '어줍이'라고 불리는 멸치 같은 남자 둘이 서 있었다.

'뭐야……. 지는 뭐 그렇게 잘났다고.'

그들이 누구인지 내 몸에 대해 이야기를 할 만한 자격이 있는지 없는지는 상관없이, 내 귓가엔 '다리 존나 두꺼워'라는 말만 맴돌았다. 그 당시 대부분의 한국 여자들이 선망했던 외모는 (17년이 지난 지금도 비슷하겠지만) 몸무게 50킬로그램 이하, 키 167센티미터 이상, 작은 얼굴, 큰 눈, 오똑한 코 그리고 길고 가느다란 팔다리. 나를 비롯한 대다수의 한국 여자들이 갖추지 못했으나 꿈꾸는 것들이었다. 그날 난생 처음 본 남자에게 들은 그 한마디 때문에, 나는 그 후 몇 년간 반바지를 입지 못하게 되었다.

솔직히 지금 생각해보면 내 다리가 반바지를 입지 못할 정도는 아니었다. 나는 평균 키에 표준 몸무게, 그야말로 대한민국의 '표준 여자 사람'이었다! 그럼에도 불구하고 나는 왜 그토록이나 자신감이 없었을까? 나는 어릴 때부터 내 체형이 하체 비만이라고 생각했고, 예뻐지기 위해 (또는 대한민국에서 살아남기 위해) 살을 빼야만 한다는 강박관념은 자랄수록 깊어져만 갔다.

한창 자라는 청소년기에는 텔레비전에 나오는 늘씬한 8등신 연예인처럼 되는 것이 꿈이었다. 남들의 시선으로 나를 바라보고 세상의 잣대로 내 몸을 평가했다. 크지 않은 쌍꺼풀과 두드러진 광대뼈, 사각턱, 특히나 조상님께 물려받은 툭 튀어나온 튼실한 허벅지, 언덕 위의 중고등학교를 6년 동안 오르내리며 얻은 종아리의 두툼한 알. 내 콤플렉스는 한두 가지가 아니었지만 그중 '저주받은 하체'는 초등학교 시절부터 가장 큰 콤플렉스였다.

워터파크에서 당한 수모가 잊히기 전, 나는 성형수술을 하기로 결심했다. 단순히 그 수모 때문만은 아니었다. 그때 나의 꿈은 아나운서였고, 적어도 내가 아는 한 아나운서가 되기 위해서 중요한 것은 무엇보다도 '비주얼'이었다. 방송 3사의 아나운서들은 다들 예뻤고, 공부도 잘했다. 내가 왜 아나운서가 되고 싶었을까를 생각해보면 아나운서는 그 당시 대한민국 여성들이 가장 선호하는 직업, 초등학교 교사와 함께 시집을 제일 잘 가는 직업, 내 눈에 가장 '간지' 나던(?) 직업이었기 때문이었다. 대한민국에서 아나운서가 된다는 것은 완벽한 여자가 된다는 것이나 다름없었다. 그 무렵 내게 아나운서가 된다는 것은 '나는 특별한 존재'라고 인정받는다는 것을 뜻했다.

게다가 2000년대 초반 한국에서는 성형외과 비즈니스가 더욱 체계화되어가며, 완벽한 아름다움을 추구하는 성형 열풍이 제대로 불기 시작했다. 고3 중간고사 기간 동안에 쌍꺼풀 수술을 하는 친구들이 꽤 보였고, 당시 내 가장 친한 친구도 수능을 보자마자 쌍꺼풀 수술을 받았다(묘하게도, 이과생이었던 그 친구가 나중에 아나운서가 되었다). 그렇게 아나운서라는 꿈을 빌미로 성형을 결심한 나는 강남에서 유명한 성형외과를 검색했고, 가장 만만한 쌍꺼풀 수술을 받고자 총 다섯 군데 성형외과에서 상담을 받았다.

병원 1 "쌍꺼풀이 속으로 나 있어서 절개하여 쌍꺼풀을 크게 만들면 눈이 더 커질 거예요."

병원 2 "눈 앞이 속꺼풀이라 조금 답답하니 앞트임, 뒤절개로 눈을 좀 더 시원하게 만들어주면 좋겠네요."

병원 3 "쌍꺼풀 키우고 코를 더 높이면 괜찮겠네요."

병원 4 "이렇게 좀 게슴츠레한 눈이 사실 남자들한테 인기 있는 참 매력 있는 눈인데. 왜 굳이 쌍꺼풀 수술을 하려고 해요? 안 하는 게 더 나을 거 같은데……."

병원 5 "살이 없어 패인 볼과 이마, 턱에 지방을 이식하고 쌍꺼풀을 하고 코끝을 살짝 높이면 얼굴이 훨씬 어려 보일 거예요."

그중 나의 선택은 5번. 지금은 굉장히 흔한 지방 이식 수술법이지만 그 당시에는 새로운 접근법이었고, 얼굴을 입체적으로 분석해 나름 일리 있는 결론을 냈다는 것이 믿음직스러웠다. 또한 수술 전 사진과, 수술 후 예측 사진을 비교해봤을 때 가장 좋을 것 같았다. 하지만 그만큼 큰 수술이었고 비용도 만만치 않았다. 그러나 이미 성형외과 실장님의 현란한 세일즈에 넘어간 나는 성형 후 예뻐져 있을 얼굴을 생각하니 당장이라도 수술을 해야만 아나운서가 될 수 있을 것 같았다. 그리하여 과감하게 수술 날짜를 잡고 계약금을 걸었다. 갑자기 엄마의 얼굴이 눈앞에 스쳐 지나갔다.

'수술하고 말하지, 뭐.'

부모님이 알면 어떤 소리를 할지 알기에 수술을 하고 이야기를 하기로 마음을 먹었다. 참고로 우리 아빠는 귀신 잡는 해병대 출신. 더군다나 군인이셨던 할아버지 밑에서 자란 고지식한 분으로, 나는 자라면서 아빠와 사적인 이야기는 거의 해본 적이 없고 모든 것은 엄마를 통해 전달되었다. 외모에 신경을 쓰면 공부에 집중할 수 없다는 아빠의 말씀에 학창시절 언니와 나는 파마도 염색도 금지, 매니큐어조차 바르지 못했다.

수술 전날. 물은 엎질러졌는데 도무지 대책이 없었다. 수술을 하고 나서 혼자 어떻게 집에 올 것이며 집에 혼자 못 오는 것은 어떻게 설명할 것인가? 또 수술비는 어떻게 마련할 것인가? 결국 엄마를 설득해보기로 마음을 먹고 말을 꺼냈다.

"엄마, 저 내일 쌍꺼풀 수술하기로 했는데……. 아나운서 하려면 다들 해야 한대요."

가장 만만한 이유를 댔다. 꿈을 이루기 위해서 어쩔 수 없이 해야 한다고. 그러나 엄마의 반응은 단칼이었다.

"미쳤어. 무슨 성형수술이야. 안 돼! 꿈에 자꾸 할아버지가 나오신다 했더니 이게 다 너 때문이구나!"

그 길로 나의 완벽한 변신은 물거품이 되어버렸다. 내심 수술에 대해 걱정이 컸던 터라 포기해야 한다는 사실에 안도감도 들었지만 다른 아이들처럼 예뻐질 수 없다는 사실이 너무 속상했다.

'대한민국에서 살아남으려면 예뻐져야 한다고요!!'

한국 여자라면 누구나 십대 시절 속으로 이렇게 부르짖지 않을까. 내가 이 생각에서 벗어나기까지는 조금 시간이 걸렸다. 흔한 이야기로 보일지는 모르겠지만, 외모며 자존감에 대한 내 이야기를 조금 풀어보고 싶다. 그리고 운동을 만나 그 생각을 바꾸게 된 이야기도.

사랑받으려면
1등만이 답?

～～～～～～～～～～～～～～～～～

나는 왜 그렇게 자존감이 부족했을까. 돌이켜 생각해보면 그저 '한국에서 여자로 태어났기 때문에' 그랬던 게 아닐까 싶다. 전 세계적으로 여성의 외모를 중시하는 분위기가 있지만 특히나 한국 사회는 더 심한 것 같다. 36-24-35로 여성의 '날씬한 몸매'를 규정해놓고, TV에 나오는 '완벽한' 여자 연예인들처럼 되어야만 한다는 압박. 그 압박이 자라나는 청소년 시기부터 평생 동안 여성들의 외적 그리고 내적 자신감을 조용히 깎아내리는 것이 아닐까.

외모만의 문제는 아니었다. 나는 1남 2녀 중 둘째다. 두 살 위인 언니와 세 살 아래 남동생이 있다. 이 책을 읽고 있는 여자분들이라면 눈치챘겠지만, 80년대 한국의 여느 가정처럼 아들 낳으려 노력했고 성공한 집이다. 특히나 우리 집은 유난히 남아 선호가 강한 제주도의 풍습이 그대로 살아 있었다. 아들은 집안을 이어가는 '귀한 존재'이고 딸은 '출가하면 외인'이라는 말을 어렸을 적부터 귀에 딱지가 앉도록 들어왔다. 제삿날 나와 언니가 집안의 모든 여자들과 함께 부엌에서 일을 거들고, 남동생과 고씨 집안 장손인 동갑내기 사촌이 편히 앉아 제사상에 절을 할 귀인(?) 대접을 받을 때면 남자로 태어나지 못한 나의 운명을 한탄하곤 했다. 거기다 맏이도 아니고 둘째니, 언니와 동생 사이에 끼어 더 주목을 받지 못하는 게 당연했다. 그래서인지 어릴 적부터 나는 부모님께 인정받고 사랑받기 위해, 칭찬을 받기 위해서라면 뭐든지 했다. '부모님께 자랑스런 딸이 되면 나도 동생처럼 사랑받을 수 있을 거야.' 이 생각은 뭐든 잘해야 한다는 압박감으로 이어졌다.

하지만 난 뭐든 잘하기에는 자질이 평범한 아이였다. 너무나도 평범했기 때문에 눈에 띄기 위해서는 더 많은 노력을 해야만 했다. 초등학교 때부터 나의 목표는 '올수'를 받는 것이었고, 국어나 수학 같은 학과목이든 체육이나 미술 등 예체능 과목이든 악바리 같이 1등을 하기 위해 갖은 노력을 다 했다.

"민수는 못하는 게 없네.", "민수가 또 1등이지." 이런 말을 들을 때마다 나의 절대적인 목표는 좋은 점수를 받는 것이 되었다. 성적이 안 나오는 과목은 싫어했고, 쉽게 점수를 딸 수 있는 과목은 내가 좋아하는 과목이 되었다. 나는 1등을 하는 최고의 방법을 알아냈다. 바로 1등을 할 수 있는 일에만 도전을 하는 것이었다. 그래서 한 번 해보고 잘 못한다 싶으면 일찌감치 손을 떼고 잘하는 일만 찾았다. 좋게 생각하면 '내가 잘하는 일에 올인'하는 것이지만 제대로 해보지도 않고 내 능력에 한계를 짓다니 지금 생각하면 참으로 어리석은 태도다. 그렇게 실패를 두려워했던 나는 '승자 아니면 패자'라는 편협한 사고방식에 빠져 있었다.

그런데 그렇게 '1등'만으로 쌓아올린 자존감을 형편없이 무너뜨린 사건이 일어났다. 대학교 1학년 여름방학. 대학 생활의 꽃인 '배낭 여행'에 꽂혀 있던 나는 우연히 다국적 여행사인 '컨티키Contiki'를 알게 되었다. 당시 나는 내가 영어를 꽤 잘한다고 생각했고, 이번 기회에 집을 떠나 새로운 것에 한번 도전해보자고 마음먹었다. 세계 다양한 사람들과 같이 여행도 하고, 영어 회화도 연습하고, 다양한 나라의 문화를 경험할 수 있겠다는 부푼 꿈을 안고 언니와 함께 여행을 떠났다.

첫 여행치고는 다소 긴 약 한 달간의 일정이었는데, 영국에서 처음 만난 우리 팀은 약 스물일곱 명 정도로 동양인은 언니와 나 둘뿐이었고, 대부분이 뉴질랜드와 호주 출신에 남아프리카공화국인 한 명, 미국인 한 명이었다. 수능 영어에만 익숙했던 나는 이들이 무슨 말을 하는지 도저히 알 수가 없었고, 첫날 오리엔테이션 시간부터 뭔가 예감이 좋지 않았다. 다음 날, 이동하는 버스 안에서 자기 소개를 하게 되었다.

"Hi! My name is Minsoo. I'm from Korea. Nice to meet you!"

내 영어는 딱 거기까지였다. 우리가 영어를 잘 못하는 것을 알자 같은 버스를 탄 멤버들이 이내 하나둘 말 거는 것을 피하기 시작했다. 소심한 언니와 자존심이 강한 나는 아무런 말도 못한 채 조용히 둘이 시간을 보내게 되었다. 빵, 옥수수, 치킨수프 등 난생 처음 먹는 본토 서양 음식은 조금도 입에 맞지 않았고, 식사를 거르는 날이 잦아졌다. 서구 문화에 대한 이해가 전혀 없던 우리는 점점 더 멤버들과 멀어져 숫제 왕따를 당하기 시작했다. 여행을 떠난 지 일주일이 채 되지 않아서 언니와 나는 달력을 보며 한숨 쉬고, 심지어 밤이면 집에 가고 싶어 우는 날이 허다했다. 여행에는 관심이 전혀 없던 언니는 영어도 못하는데, 마지못해 끌려오는 바람에 괜한 고생을 하고 있었다. 하루는 빵이며 치킨수프가 도저히 안 먹혀 하루 종일 굶은 상태로 꿈의 도시 베니스의 중심 산마르코 광장에 도착했다. 뜨거운 햇볕과 굶주림 때문이었을까? 그 멋지다는 광장은 보지도 못하고 광장 한복판에서 난 그만 정신을 잃고 쓰러지고 말았다. 영어를 못하는 언니는 한국말로 도움을 요청했고 울면서 엄마에게 전화를 하여 집안이 발칵 뒤집어지는 소동이 일어났다. 몸은 몸대로 상하고 돈은 돈대로 깨지고 시간은 시간대로 지나갔다. 한국에 돌아와서도 끔찍했던 여행의 후유증이 남아 한동안 악몽에 시달리곤 했다.

컨티키 유럽 여행은 스무 살에 겪은 내 인생 최악의 사건이었다. 하지만 이 사건은 내 인생이 전혀 새로운 길로 가게 되는 전환점을 마련해준 기회이기도 했다. 그동안 나는 그저 누군가의 비교 대상으로만 나를 평가해왔다. 그리고 그 누군가보다 더 나은 나를 보며 안도해왔다. 하지만 나보다 조건이 더 나은 누군가("나보다 더" 좋은 집안에서 태어난 사람, 좋은 학벌을 가진 사람, 성공한 사람, 예쁘고 날씬한 사람, 좋은 직업을 가진 사람)를 만나면 내 자신이 너무 보잘것없이 느껴졌다. 그래서 그렇게 '1등'에 집착한 게 아니었을까. 하지만 그 1등이 의미

일단 21일만 운동해보기로 했습니다

없는 숫자에 불과하다는 걸 그 여행에서 깨달았던 것 같다. 어려운 상황에서 말 한마디 못 해본 경험은 진실을 일깨우는 충격 요법이나 다름없었다. 내 영어 실력이 형편없다는 사실에 직면하는 건 다소 상처가 되긴 했지만, 평생을 착각 속에 살 뻔했다가 빨리 진실을 받아들일 수 있었던 기회이기도 했던 것이다. 그렇게 '1등 강박'에서 좀 벗어나고 나니, 내가 무엇을 하고 싶은지, 어떻게 변하고 싶은지를 생각하게 되었다.

'영어를 원어민처럼 하고 싶다!'

우리를 왕따시킨 사람들보다 영어를 잘하고 싶은 게 아니었다. 또는 그들에게 내가 영어를 잘한다는 것을 증명할 생각도 아니었다. 그저 내가 앞으로 해보고픈 일들을 하기 위해서는 영어를 잘해야 할 것 같았다. 미래의 나를 위해 영어를 더 잘하고 싶었다. 그래서 1년 후, 미국으로 어학 연수를 떠났다.

도저히 안 되겠다고 느꼈을 때
운동을 시작했다

~~~~~~~~~~~~~~~~~~~~~~~~~~~~

난생 처음 간 미국은 모든 것이 새로운 만큼 신기하고 재미있었다. 하지만 그 넓은 미국 땅에 아는 사람 하나 없이 새로운 환경에 적응하자니 울적하고 외로운 것은 당연했고, 얼마쯤 지나니 향수병이 찾아왔다. 그나마 한국에서 보내준 음식을 먹으며 외로움을 이겨내고 있는데 어느 날 개인 냉장고가 없어 기숙사 냉장고에 넣어둔 김치를 누군가가 훔쳐갔다. 속상한 마음에 한국에 전화를 하려다가도 힘이 없는 딸의 목소리를 듣고 걱정하실 엄마 생각에 전화기를 내려놓았다. 혼자 미국에서 처음으로 맞는 생일엔 집이 그리워 눈물이 났다. 그러면서도 부족한 영어 실력으로 학점을 유지하기 위해 도서관에 온종일 붙어 있을 때가 많았다.

외로움도 힘들었지만 유학 생활을 하면서 가장 힘들었던 것은 어느 순간 찾아온 정체성의 혼란이었다. 하루 빨리 영어를 습득하고 미국 문화에 정착하기 위해 한국어를 쓰지 않기로 마음먹고, 다른 한국인들과도 교류하지 않았다. 하지만 나는 여전히 미국인(텍사스인)들에겐 영어 못하는 신기한 이방인에 불과했고 종종 인종차별도 당했는데 심지어 그것이 인종차별이었다는 것은 한참이 지나고 나서야 알게 되었다.

차가 없었던 나는 학교 기숙사에서 생활했고, 식사는 카페테리아(학생 식당)에서 해결해야만 했다. 식당에서 '피넛버터 앤젤리'라는 샌드위치를 먹어보게 되었는데 완전 신세계였다. 땅콩버터와 딸기쨈을 빵에 묻혀서 먹는 지극히 흔한 간식거리지만, 그땐 그게 너무 맛있어 식당에 갈 때마다 먹는 것은 물론 방으로 싸 가지고 와서까지 즐겨 먹기 시작했다. 뿐만 아니라 미국의 대표적인 먹거리인 햄버거, 피자, 스파게티. 아, 거기다 빼놓을 수 없는 무제한 탄산음료에 달콤한 과일주스까지. 미국식 패스트푸드가 밥과 김치가 그리운 나의 허기진 배를 채우기 시작했다. 도서관에만 붙어 있으니 체력이 점점 떨어지는 것을 느낄 수 있었고, 집이 그리울 때마다 폭식하는 날 또한 늘어났다.

미국에 온 지 2개월 만에 내 몸무게는 10킬로그램이 넘게 불었다. 겉으로 보기엔 큰 차이가 없어서, 체중계에 올랐을 때 10킬로그램이 넘게 살이 쪘다는 사실을 도저히 믿을 수가 없었다. 하지만 두껍게 잡히는 뱃살을 보니 슬슬 두려워지기 시작했다. 여느 때와 마찬가지로 도서관에서 발표 자료를 찾기 위해 4층 계단을 오르내리는데 갑자기 늘어난 체중 덕분인지 무릎이 아파오기 시작했다. 책상에 앉아 있는 시간이 많아지면서 난생 경험하지 못하던 허리 통증도 느껴졌다.

'이러다 병원을 먼저 가게 되겠는걸?'

컨티키 여행 때 타지에서 아프면 고생한다는 것을 뼈저리게 느낀지라 학점에만 연연할 것이 아니라 체력을 키워야겠다는 생각이 절실히 들었다. 특히나, 보험도 안 되는 미국에서 몸이 아프면 병원비만 해도 장난이 아니기 때문이다. 십대 시절 악착같이 체력장 1등급을 받으며 나름 체력에는 자신 있었는데, 체력이 급격히 저하되었다는 것을 느낄 수 있었다. 거기다 내 나이 꽃방년 스물 하나. 가장 예쁠 시기에 고3 때보다 더한 내 인생 최고 몸무게를 찍고 나니 가만히 있을 수는 없었다. 그 길로 나는 학교 체육관을 찾게 되었다.

비장한 마음으로 체육관에 갔지만 뜻밖에도 내가 알고 있던 한국 헬스장과는 분위기가 많이 달랐다. 솔직히 스무 살까지 한국에서 헬스장을 가본 적조차 없었다. 한국에서 헬스장이라고 하면 오전 시간 형광색의 쫄쫄이 운동복을 입은 아줌마들이 에어로빅을 하는 모습만 주로 떠올리곤 했다. 하지만 미국에서 처음 찾은 체육관엔 세련된 운동복을 입은 몸 좋은 사람들이 많이 있었다. 가지각색의 기구로 운동하는 모습을 보니 운동이 그들 일상의 일부라는 것을 쉽게 느낄 수 있었다.

수업이 끝난 오후 6시쯤, 체육관엔 이미 운동을 하러 온 많은 사람들로 가득 차 있었다. '캠퍼스 레크리에이션 센터(이하 렉센터)'라 불리는 학교 체육관은 우리가 생각하는 헬스장과는 거리가 한참 멀었다. 3만 명이 넘는 학생들과 교직원 및 학교에서 일하는 모든 스테프를 위한 공간으로 헬스장부터 시작해서 수영장, 농구 코트, 달리기 트랙, 마사지룸, 실내 암벽 등반 및 스포츠 클럽 등 다양한 부대 시설을 보유하고 있었다. 수백 억대의 비용이 투자된 어마어마한 규모의 체육관에 항상 사람들이 꽉 차 있는 것을 보며 미국인들이 '건강한 삶'을 얼마나 중요하게 여기는지를 알 수 있었다.

학교 체육 시간에 했던 축구와 피구 정도 빼고는 운동을 해본 적이 없던 터라 처음 렉센터에 갔을 때는 '우와' 소리밖에 나오지 않았다. 하지만 그보다 나를 더 놀라게 한 것은 남녀노소 구분 없이 다양한 연령층의 운동하는 사람들이었다.

"이렇게 운동하는 사람이 많았어?"

난생 처음,
운동이 재미있었다

~~~~~~~~~~

처음 렉센터에 갔을 때, 나는 존재감 없는 동양 여자 사람이었다. 영어도 잘 못하고 운동도 해본 적이 없으니 헬스장에서도 자신감이 있을 리는 없었다. 하지만 이번에는 그 '존재감 없는' 상황 자체가 오히려 플러스가 되었다고나 할까. 나는 지는 게 싫어 학교 체육 수업도 죽기살기로 하는 아이였다. 하지만 새롭게 만난 운동 환경에서는 성적이나 이기고 지는 걸 신경 쓸 필요가 없었다. 처음 일주일은 수많은 헬스 기구 중 뭘 해야 할지 몰라 사람 구경만 했는데 그것조차 재미있었다. 땀을 뻘뻘 흘리면서도 운동하는 사람들의 벌겋게 달아오른 얼굴에서는 생기가 넘쳐났다. 언제나 시끌벅적한 렉센터에 가면 '살아 있는 에너지'라는 것을 느낄 수 있었고 아는 사람 하나 없이도 그 속에서 일부가 되는 기분이 참 좋았다. '잘해야만 한다, 1등 해야만 한다'는 부담 없이, 생기 넘치는 렉센터를 구경하는 것이 재미있었다. 난생 처음 운동이 재미있는 장소를 만난 것이다.

일주일 동안 헬스장에서 운동하는 사람들을 열심히 구경한 나는 대부분의 사람들이 하는 것처럼 트레드밀(러닝머신)에 올라 걷거나 뛰는 걸로 운동을 시작했다. 뛰는 게 지겨워질 때쯤, 그룹 운동 Group exercise, GX 수업을 알게 되었다. 강사가 앞에서 수업을 진행하고 20명 정도의 사람들이 함께 운동을 하는 것인데 요가, 스텝, 스피닝, 웨이트, 킥복싱 등 다양한 수업들이 있었다. 운동을 전혀 할 줄 모르는 나에게 안성맞춤이었다. 혼자 운동하는 게 아니라 여러 명이 같이 하기 때문에 덜 지루하고, 정해진 요일과 시간에 클래스를 가다 보니 꾸준히 운동을 하는 계기가 되었다.

한때 재즈댄스를 배우며 뉴욕 브로드웨이에서 댄서로 춤을 추는 꿈을 품었던 나는 그중 '줌바 Zumba'라고 하는 댄스 피트니스 수업을 즐겨 들었다. 라틴음악을 베이스로 한 줌바는 전 세계적으로 마니아가 많은 유산소 운동인데, 살사나 메렝

게와 같은 흥겨운 음악에 흠뻑 빠져 몸을 미친 듯이 흔들다 보면 눈 깜짝할 사이에 수백 칼로리를 소모하게 된다. 운동을 한다기보다는 잠시 즐겁게 '미칠 수 있는' 시간이라고 설명하는 게 더 맞을 것 같다.

그렇게 여러 가지 운동을 재미있게 접하는 사이 몸을 움직이는 즐거움에 나도 모르게 빠져들었고, 렉센터를 아예 내 집처럼 드나들기 시작했다. 한 시간 동안 미친 듯이 춤을 추니 체력은 저절로 늘었고, 밥을 더 먹는데도 체중은 반대로 줄어들었다. 줌바를 통해 몸을 움직인다는 것의 매력을 알게 되니 다른 운동도 거부감 없이 하게 되었다. 렉센터는 나의 놀이터가 되었고, 그곳에 있는 모든 것들이 놀이기구처럼 느껴졌다. 즐겁게 운동하니 엔도르핀이 분비돼서일까? '운동'이라는 공통의 관심사가 생기니 렉센터에 있는 모르는 사람들과도 쉽게 이야기를 나누기 시작했고 사용법을 모르는 기구가 있으면 물어보면서 다른 운동들도 배워나갔다.

렉센터에 와서 운동하는 사람들의 이유는 다양했다. 이제 막 대학교에 입학한 신입생들은 나처럼 새로운 환경에 갑작스레 불어난 몸무게를 줄이기 위해 운동을 시작했고, 박사 과정을 준비하는 대학원생들은 논문을 위해 연구하는 시간이 길어지다 보니 떨어진 체력을 올리기 위해 운동한다고 했다. 그중 가장 인상 깊었던 것은 정년퇴임을 앞둔 백발 노교수님의 이야기였는데 자신이 지금도 주말마다 테니스를 치고 세계 여행을 다니며 만족스럽고 활기 있게 살 수 있는 이유는 20대 때부터 꾸준히 해온 운동 덕분이라고 했다.

'서당개 3년이면 풍월을 읊는다'고, 그렇게 렉센터를 밥 먹듯 찾다 보니 어느 순간 자연스레 운동을 하고 있었다. 책상 앞에만 앉아 있다 렉센터에 와 뭐라도 하니 급작스레 불어난 뱃살이 서서히 줄어들기 시작했다. 무엇보다 운동을 시작하니 정신이 맑아져서 스트레스 받지 않으며 공부를 할 수 있었다. 스물한 살. 고향을 떠나 지구 반대편에서 혼자 보내는 삶이 더 이상 두렵게 느껴지지 않았다. 나에게는 운동이라는 새 친구가 생겼고, 마치 어린아이가 언어를 습득하듯이 나는 빠르게 운동을 배워가기 시작했다.

'내일은 어떤 운동을 할까?'

매일 밤 운동하러 가는 것이 기다려지기 시작했다.

일단 21일만 운동해보기로 했습니다

체력이 되니
집중력이 달라진다

~~~~~~~~~~

그 후 나는 대학교에 편입해 홍보기획학Public Relations을 전공했다. 외국인이, 그것도 영어를 배우러 온 토종 한국인이 미국에서 언론정보학 관련 과목들을 수강하려니 밤새 공부를 해도 시간이 부족했다. 커뮤니케이션 수업이다 보니 유난히 발표를 많이 했는데 그럴 때면 먼저 발표지를 작성하고 외국인 학생들의 학업을 도와주는 서비스를 찾아가 문법을 검사받고, 배우가 대사를 외우듯 문장을 통째로 외우곤 했다. 부전공으로 경영학까지 선택하는 바람에 공부할 양이 상당히 많았는데, 비싼 학비를 충당해줄 장학금을 유지하기 위해서는 더 열심히 해야만 했다. 학점을 잘 받아야 한다는 심리적인 압박감과 언어의 장벽으로 매 수업에 뒤처졌기 때문에 다른 사람들보다 시간과 노력을 더 투자해야 했다.

그런데 그 와중에 유일하게 빠지지 않고 갔던 곳이 바로 렉센터였다. 아무리 과제가 많아도 다음 날 시험이 있어도 하루에 한 번은 꼭 렉센터에 가서 30분이라도 운동을 했다. 공부해야 할 시간을 쪼개서 운동을 빠지지 않고 꼬박 나간 이유가 있는데, 바로 운동을 하면 공부할 때 집중력이 높아지기 때문이었다. 내가 몸소 체험하기도 했지만, 주기적으로 운동을 하면 집중력이 향상되는 것이 과학적으로도 밝혀진 사실이라는 것은 나중에 피트니스 교육과 세미나를 통해 알 수 있었다.

"운동을 하면 공부를 더 잘할 수 있다고?"

한국에서 보낸 고3 시절이 떠올랐다. 얼마 없던 체육 시간도 줄이고 야간 자율학습을 하면서 아침 7시 30분부터 밤 10시까지 책상 앞에만 붙어 있던 시기. 그리고 나서도 독서실에 가서 꼬박 밤 12시까지 있지 않으면 원하는 대학에 못 갈 것 같아 졸면서 책을 읽었는데, 그때는 정말 자는 시간 빼고 하루의 대부분을 의자에 앉아 보낸 것 같다. 하지만 지금 생각해보면 정말 공부를 했다고 할 만한 시간은 그중 4시간이 채

될까? 그 시절과 비교해보면 운동을 안 했을 때와 했을 때의 집중력은 확연히 차이가 났다.

운동을 하고 달라진 것은 또 있었다. 겉보기에는 건강하고 성격도 활발한 나였지만, 이유를 알 수 없이 습관적으로 기절을 하는 증상이 있었다. 중학교 1학년 때 첫 교시 체육 시간에 축구를 했는데, 역시 나는 또 악바리처럼 뛰었고 내가 넣은 마지막 역전골로 우리 팀이 이겼지만 동시에 나는 정신을 잃고 양호실로 실려갔다. 갑작스런 아침 운동 탓일까? 몇 시간 후 정신을 차렸지만 원인을 알 수 없는 기절은 그 후로도 계속되었다. 목욕하던 중, 엄마한테 꾸중을 듣던 중, 지하철 타고 학교 가는 길에, 다양한 상황에서 기절하곤 했는데, 이러한 경험을 통해 나는 죽음을 맛본다는 것이 어떤 기분인지 조금 알게 되었다. 숨 쉬는 게 힘들고 가슴이 답답하고, 눈앞이 흐려지며, 귀가 들리지 않는 증상이 오는데, 그때 기절을 피하려면 바로 누워서 호흡을 들이마시고 내쉬다 보면 차차 혈압이 정상으로 돌아오는 것을 느낄 수 있다. 대학병원에서 몇 차례 검사를 받아보았지만 이상은 전혀 찾을 수 없었다. '기립성 저혈압'과 비슷한 상태라는 진단은 받았지만 특별한 처방 없이 '정상' 판정만 받곤 했다. 그런데 미국에서 운동을 시작한 후 혼자 보낸 7년 동안은 한 번도 쓰러진 적이 없었다.

경영대학원 시절, 여름 계절학기 동안 칠레 산티아고에 교환프로그램을 가게 되었다. 칠레의 명성 있는 경영대학교 및 정부 기관을 방문해 그들의 교육 시스템에 대해 설명을 들었다. 가장 인상 깊었던 것이 그 학교를 졸업하기 위해선 한 가지 조건이 있는데, 그것은 매 학기당 일정 시간 피트니스 센터에 방문하여 운동한 기록이 있어야 한다는 것이었다. 한국에서 대학을 졸업하기 위해 토익 점수 몇 점 이상을 받아야 하는 것과 비슷한데, 이유는 그들의 연구에 따르면 피트니스 센터에 가서 운동을 한 시간이 많은 학생들이 그렇지 않은 학생들에 비해 재학 중 학업성취도와 졸업 후 직장에서의 업무 성과율이 월등히 높기 때문이라고 한다.

운동이 뇌 기능에 끼치는 효과는 임상 연구에 의해 여러 번 입증되었다. 캐나다의 웨스턴대학교에서 발표한 연구 결과에 따르면 하루 10분의 유산소 운동만으로도 집중력을 높이는 데 큰 도움을 줄 수 있다고 한다. 나 또한 매일 꾸준히 운동을 한 덕에 공부에 대한 스트레스를 낮추면서 집중력을 높여 효율적으로 공부를 할 수 있었다.

미국에서 공부하는 동안 운동을 거르지 않았다. 어떻게 공부할 시간을 쪼개 운동을 했냐고 물을 수도 있지만, 운동이 공부까지 도와준 셈이었다. 그렇게 해서 영어도 제대로 못하던 내가 성적 상위 10퍼센트 우수자에게 부여되는 마그나 쿰 라우데Magna Cum Laude 등급으로 졸업을 할 수 있었다.

공부벌레,
보디빌딩에 도전하다

미국에 와서 새로운 환경에 익숙해지고 운동에도 재미를 붙여갈 때쯤, 생활비를 벌기 위해 아르바이트를 찾아야 했는데 문득 이런 생각까지 하게 되었다.

'돈 받으면서 운동을 하면 얼마나 좋을까?'

이 생각을 계기로 운동을 가르치는 아르바이트를 하기로 마음먹었다. '영어도 잘 못하고 운동을 전문적으로 배운 적도 없는 내가 남에게 운동을 가르칠 수 있을까?' 스스로도 의심스러웠지만 당시 렉센터의 피트니스 프로그램 총괄 디렉터였던 케일라의 도와주겠다는 흔쾌한 한마디에 운동을 가르치는 일에 도전하게 되었다. 나는 종종 '만약 내가 영어를 못

한다고 운동 가르치는 일을 포기했다면 난 지금쯤 뭘 하고 있을까?'라는 생각을 해본다. 아니면 수업을 하다가 컴플레인이 들어왔을 때 풀이 죽어 운동 가르치는 일을 그만두었더라면? 누구에게나 처음은 어렵다. '영어도 못하는데 운동을 어떻게 가르쳐?'라는 생각이 아니라 '하다 보면 나아지겠지'라는 생각은 내게 지금 이 책을 쓸 수 있는 기회를 가져다주었다.

그렇게 마음을 먹은 나는 먼저 운동 지도자 자격증을 따고 가르치기 시작했다. 역시 시작이 반이라더니, 자격증을 따자 수업을 하는 데 조금 더 자신감이 붙었다. 첫 번째 학기가 지나고 두 번째, 세 번째 학기가 되어 가르치는 횟수가 늘수록 수업을 하는 것이 더 수월해졌다. 마치 근력 운동을 하면 근육이 붙는 것처럼 내 자신감의 근육도 점점 커져가고 있었다.

처음엔 단순히 학교에서 할 수 있는 파트타임 일을 찾다 살도 빼고 돈도 벌 수 있다는 매력에 시작했는데, 운동을 가르치고 피트니스에 관해 공부를 하다 보니 건강한 라이프 스타일이 삶에서 얼마나 중요한지 깨닫게 되었다. 시간이 갈수록 운동의 즐거움을 남들에게도 더 알리고 싶다는 생각이 들었다.

그렇게 공부밖에 몰랐던 내가 남에게 운동을 가르치며

대학 생활을 했다. 대학 졸업을 앞두고 진로에 대해 고민하고 있는데, 케일라가 피트니스 부서의 조교, 'Graduate Assistant GA' 포지션을 추천해주었다. 대학교의 렉센터에서 디렉터를 도와 코디네이터 급으로 피트니스 프로그램을 운영해 나가는 것이다. 추천을 해주면서 케일라는 만약 해보고 피트니스가 좋다면 이 길로 계속 나갈 수 있고, 나중에 다른 진로를 택한다 해도 석사학위를 받을 수 있으니 나쁠 것이 없다고 권했다. 그렇게 나는 경영대학원 MBA에 원서를 넣는 동시에 피트니스 GA 포지션에도 지원했고, 모두의 도움으로 둘 다 합격했다. 경영대학원에서 공부를 하는 동시에 트레이너 교육 및 관리, 그룹 운동 프로그램 구성, 체육관 시설 운영을 통해 교육자와 관리자로서의 경험을 키워갔다. 단순히 운동을 가르치는 일만 하다 사람들의 삶의 질을 향상시켜줄 수 있는 다양한 프로그램을 기획하고 진행하다 보니 피트니스와 웰니스의 중요성과 매력에 대해 더 잘 알 수 있었다.

반은 시험삼아, 반은 놀이처럼 운동을 시작했다가 어느덧 운동을 가르치게까지 되었다. 그 과정에서 한 가지 사실을 절실히 느낄 수 있었다. 진정한 의미에서 행복한 삶을 살기 위해 가장 중요한 것은 바로 몸과 마음 모두가 건강한 상태에 있는 것이며 결국 그 건강이란 나 자신을 소중히 여기고 사랑하는 데서 시작된다는 것이었다.

외모에 대한 콤플렉스로 자신감이 없었던 나. 사랑받고 인정받기 위해서 1등만 하려고 했던 나. 오로지 남들에게 잘 보이기 위해서 수술까지 받으려 했던 자존감 없던 나를 생각했다. 내가 새롭게 알게 된 몸과 건강에 대한 깨달음을 다른 사람들에게도 알리고 싶었다. 몸을 움직여 건강을 가꾸는 것이 얼마나 즐거운지, 건강한 몸이 얼마나 아름다운 것인지를 한국에도 알리고 싶어졌다.

하지만 키 168센티미터 이상에 몸무게 50킬로그램 이하, 44 사이즈 옷을 입는 마른 몸만 아름다운 한국에서 이런 메시지에 귀 기울여줄 사람이 없을 것 같았다. 어떻게 하면 그들이 내가 하는 말에 귀를 기울이게 할 수 있을까? 고민 끝에 내린 결론은 '일단 유명해지자!'였다.

'어떻게 유명해지지?'

'미국에서 유명한 피트니스 모델이 되면 되지 않을까?'

생각이 꼬리에 꼬리를 물고 이어졌고, 피트니스 모델이란 직업이 있는지도 모르는 상황에서 어느덧 나는 피트니스 모델로 유명해지자는 목표를 세우고 있었다.

그러던 어느 날 내가 관리하던 트레이너 중 한 명인 크리스탈이라는 친구가 보디빌딩 대회 피규어Figure 부문에 출전했다며 사진을 보여주었다. 그 전까지 보디빌딩에 대해 관심이 전혀 없었던 나는 비키니를 입고 서 있는 울끈불끈 근육질의 여자들을 보고 '여자들이 이렇게 근육을 키우다니 역시 미국은 개성이 분명한 나라다'라는 생각을 했는데, 그때 보디빌딩에 '비키니'라는 종목이 있다는 것 또한 알게 되었다.

우리는 흔히 보디빌딩이라 하면 보디빌더 출신의 영화배우 아놀드 슈워제네거와 같이 우락부락한 몸을 가진 사람들을 떠올리는데, 보디빌딩도 대회가 확산되면서 새로운 종목들이 생겨났다. 여자부는 그것이 크게 보디빌딩, 피규어, 비키니(때로는 피트니스 모델이라고도 불림)로 나뉘는데 쉽게 생각하면 복싱에서의 헤비급, 미들급, 라이트급이라고 보면 된다. 3가지 종목 다 전체적인 근육의 밸런스 및 비율 등을 보지만 종목에 따라 강조하는 부분이 약간씩 달라진다. 크리스탈이 비키니 선수들의 사진을 보여주는 순간 '바로 이거다!'라는 느낌이 왔다. '보디빌딩 대회에 나가서 우승을 하면 피트니스 모델이 될 수도 있겠구나!'

운동을 하기 전에는 여자 보디빌더를 보면 이런 생각부터

일단 21일만 운동해보기로 했습니다

들었다. '무슨 여자가 징그럽게 근육이 저렇게 많아.' 하지만 몸에 대한 생각이 달라진 후로 그들의 근육도 달리 보이기 시작했다. 탄력 넘치고 매끈한 군살 없는 몸. 봉긋 솟은 어깨 근육과 크지 않지만 어깨와 분리되어 드러나는 팔 근육. 11자로 확실히 자신의 존재를 드러내는 섹시한 복근과 마치 탱탱볼을 연상케 하는 하늘로 솟은 엉덩이. 예전에는 징그러워만 보이던 앞 허벅지의 '말 근육'조차 너무 아름다워 하나의 경이로운 예술품처럼 보이기 시작했다.

만약 나도 이런 몸을 만들 수 있다면, 그래서 유명해진다면, 건강한 몸에 대해 더 많은 사람에게 알릴 수 있지 않을까? 나는 그렇게 보디빌딩에 도전하기로 했다.

2장

———

속는 셈 치고
딱 3주만
운동해봐

공부벌레가 보디빌딩 챔피언에 도전한다고?
하루라도 빨리 몸을 만드는 게 가장 중요했기 때문에
'일단 3주만 해보자'라는 마음으로 시작했다.
3주, 즉 21일이다.

나는 모든 사람에게
운동의 놀라움과 즐거움을 알리고 싶다.
특히 여자들에게.
하지만 많은 사람들이 운동을 부담스러워하거나,
원수처럼 여기면서 억지로 하거나,
시작했다가도 이내 그만두곤 한다.

그 사람들에게 말해주고 싶다.
21일, 3주만 집중해보라고.
이것이 바로 '헬린이'를
비키니 챔피언으로 만든 방법이다.

21일 만에 보디빌더로?
근육 만들기 대작전

~~~~~~~~~~~~~~~~~~~~~~~~~

운동을 권하거나 새로운 운동 방법을 알려주는 사람은 많고도 많다. 운동에 대한 책 역시 많고도 많다. 그 많고 많은 책들 가운데 이 책을 집어 든 독자분 중에는 이런 궁금증을 가진 분들도 있을 것이다. "왜 하필 21일 동안 운동을 하라고 할까?" 내가 운동 습관을 만드는 데 3주, 즉 '21일'이라는 기간이 중요하다고 강조하는 것은 다름이 아니라 내가 보디빌딩 비키니 챔피언이 된 바탕에 21일이 있었기 때문이다.

미국인 친구와 동료들은 나를 '미니Minny'라고 불렀다. 미국에서 나는 '작은' 동양 여자애였다. 한국에서는 통통한 편에 속하던 나는 미국에서 0사이즈(가장 작은 사이즈)나 심지어 어린이 사이즈의 옷이나 신발을 사 입었다. 내가 보디빌딩 대회에 나간다고 했을 때 친구들은 열심히 하라고 격려해주었지만 난 그들의 본심을 알고 있었다. 두 번째 대회를 준비 중이었던 동료 크리스탈을 포함하여 비키니 선수를 지도하는 트레이너 데이브, 당시 나의 보스인 라켈 모두 '미니' 민수가 대회를 나간다니 그저 용기가 대견하다 생각할 뿐이었다.

보디빌딩 대회에 나가기로 한 나는 아무도 모르게 비키니 챔피언이 되기 위한 계획을 짜기 시작했다. 대회에 대한 사전 조사를 마친 후, 본격적으로 운동과 식단 조절을 시작했다. 당시 GX 강사를 하고 있었기 때문에 평소에 유산소 운동을 매일 해 나름 '슬림한' 체형을 갖게 되었지만, 근력 운동을 따로 하지 않았기 때문에 '저주받은 하체' 말고는 여전히 몸에서 근육이라곤 찾아볼 수가 없었다. 처음에는 웨이트에 대해 아는 것이 없어 렉센터에서 몸이 좋은 친구들과 운동을 같이 하거나, 대회 경험이 있는 친구들에게 식단이나 운동에 대한 조언을 얻었다. 크리스탈에게 대회를 준비하는 데 어느 정도 걸리냐고 물었더니 1년 정도 준비했다는 게 아닌가.

'1년씩이나?'

다음 해 대학원을 졸업하고 미국을 떠나야 할 수도 있는 나로서는 1년이란 시간이 너무 길게 느껴졌다. 아니, 절대 그럴 만한 시간이 없었다. 그래서 자가용으로 이동할 수 있을 만한 거리에서 적당한 대회를 찾았고, 연습으로 뛸 대회 하나와 본 게임으로 뛸 대회를 정했다. 내게는 약 100일이라는 시간이 주어졌고, 내 머릿속엔 '그때까지 어떻게 해서든 챔피언이 되어야 한다'라는 생각밖에 없었다.

우선 하루라도 빨리 몸을 만드는 게 가장 중요했기 때문에 '일단 3주만 해보자'라는 마음으로 시작했다. 3주, 즉 21일이다. 계획을 세우고 실행을 한 후에 얼마나 변화했는지를 측정하려면 적당한 기간을 먼저 정해야겠다 싶어서였다. 만약 실행을 했는데 변화가 없으면 운동 강도나 일정을 변경해야 하는데 그걸 생각하면 한 달, 즉 4주 계획은 좀 긴 것 같고, 그렇다고 1주나 2주로 잡자니 몸에 변화가 생기기에는 조금 짧은 것 같았기 때문이다. 그래서 3주 동안의 계획을 일단 세웠다.

오전에는 학교에서 렉센터 일을 하고 오후에는 경영대학원을 다니면서 대회를 준비했기 때문에, 21일 동안의 운동 계획은 이랬다. 매일 아침 출근하기 전 40분가량 유산소 운동을 하고, 일을 마치고 수업을 가기 전에 웨이트트레이닝을 1시간에서 1시간 30분씩 했다. 운동을 시작하는 동시에 식단 또한 기존에 먹던 한식에서 보디빌더 식단으로 변경했다.

처음 일주일은 정신없이 지나갔다. 아침 일찍 일어나는 것도, 하루에 운동을 2번 하는 것도, 3-4시간 간격으로 5번 식사를 챙겨 먹는 것도 쉬운 일이 아니었다. 밤에 수업을 마치고 집에 돌아오면, 다음 날 먹을 도시락을 준비하고 녹초가 되어 잠자리에 들기 바빴다. 일주일에 한 번 운동을 쉴 수 있는 주말에는 밀린 공부, 과제뿐 아니라 일주일치 장을 봐야 했고, 먹기 편하게 음식을 다듬어두어야 했다. 정말 정신없이 바빴던 것은 사실이다. 그러나 월요일부터 일요일까지 정해진 루틴을 만들어 14일 동안 반복하자 어느 정도 새로운 생활 패턴이 몸에 익기 시작했다. 최대한 빨리 적응하기 위해, 일어나는 시간과 취침 시간 및 운동 시간, 식사 시간을 매일 똑같이 맞추었다.

그렇게 21일째가 되자 신기한 일이 생겼다.

21일째,
내 몸이 알아차렸다

21일째 되는 날 아침이었다. 평소와는 달리 잠에서 깨려고 애쓰지도 않았는데 신기하게도 오전 7시가 되자 눈이 떠졌다. 지난 20일 동안 매일 아침 느껴졌던 온몸이 무겁게 내려앉는 피로감 또한 사라졌다. 그리고 약간 눈에 띌 정도긴 했지만 4개의 복근이 살며시 존재감을 드러내기 시작했다! 21일 동안 진행되어온 몸의 변화가 드디어 눈에 보인 날이었다. 처음에는 뭣도 모르고 따라 하기 바빴던 웨이트도, 완벽해진 것은 아니지만 이 날을 기점으로 수월해지기 시작했다. 21일 동안 같은 패턴을 매일 반복하다 보니 슬슬 몸이 감을 잡기 시작한 것이다.

그저 시험삼아 3주를 계획했는데 딱 그 시간 안에 눈에 보이는 효과가 나타나자 너무나 놀라웠다. 나는 또다시 3주, 즉 21일치 계획을 세웠다. 몸이 변하는 모습을 보자 챔피언이 되겠다는 나의 열정은 더욱 뜨거워졌고, 슬슬 운동 강도를 높이기 시작했다. 스쿼트 데드리프트와 같은 메인 동작들의 웨이트 무게를 5킬로그램씩 늘려갔고 세트 사이 쉬는 시간을 줄여 나갔다. 21일이 지날 때마다 운동의 난이도도 함께 높아져 갔다. 슈퍼세트, 드롭세트와 같은 기법을 이용하여 트레이닝을 시작했고 단순히 근력 운동만 하는 것이 아니라 순발력 향상을 위한 플라이오메트릭 트레이닝을 병행하여 운동의 효과를 극대화하려고 했다. 두 번째 21일째가 되자 하루 다섯 끼를 먹는 식단에 따르는 것이 훨씬 수월해졌다. 운동의 양이 늘어나면서 섭취하는 단백질의 양은 늘려갔고 반면 대회가 가까워지면서 탄수화물의 양은 줄여갔다. 그렇게 네 번의 21일이 지나면 첫 번째 대회가 기다리고 있었다.

여기서 내가 이야기하고 싶은 것은 보디빌딩 트레이닝이나 식단이 어떤 것인지가 아니라 21일 단위로 운동을 계획하고 실행하는 방식이다. 21일 루틴의 핵심은 다음 세 가지로 압축할 수 있다.

1. **구체적이고 분명한 목표를 세운다.**

내 경우 "××대회에서 비키니 챔피언이 되겠다"라는 것이 일차적 목표였다. 물론 그 뒤에는 유명해져서 나의 비전을 다른 사람들에게 더 잘 알리겠다는 더 큰 목표가 숨어 있다. 궁극적으로 그 최종 목표를 이루기 위해 당시 내가 택한 구체적 과제가 "대회에 출전해 비키니 챔피언이 된다"는 것이었던 셈이다.

2. **일차적 목표를 이루기 위해 당장 21일 동안 할 수 있는 것을 계획한다.**

앞에서도 설명했듯, 21일은 계획을 실행하고 변화를 살펴보기에 적당한 기간이다. 한 달은 조금 길고 1주나 2주는 조금 짧다. 내가 21일 동안 하려고 세운 계획은 아침과 저녁 시간의 운동 내용, 식단 결정이다. 그 계획을 효율적으로 실행하기 위해 일상 생활을 어떻게 조정할 것인지 결정하는 것도 포함된다. 최대한 구체적으로 계획하고 바로 할 수 있도록 시간이나 장소 등 환경을 조성해두는 것이 좋다.

3. 21일 동안 계획한 것을 기계적으로 실행한다.

왜 기계적이라고 했을까? 이제부터 머리는 비우고, 계획하고 결정한 것을 실행하는 게 중요하기 때문이다. 나 같은 경우 무척 바쁜 일상 속에서 당장 대회를 치러야 했기 때문에 소위 생각이 많아질 겨를이 없었다. '이 계획대로 하면 될까? 안 되면 어떡하지? 다른 방법을 찾아야 할까?' 이런 식으로 고민하고 걱정할 여유조차 없었고, 문자 그대로 "Just do it, 그냥 하자"가 가능했다. 생각해보면 이 점이 첫 21일 성공의 핵심이었던 것 같다. 세운 계획이 구체적이지 못하면 도리어 시작의 방해 요소가 된다. 예를 들어 '새해에는 열심히 운동하기'라는 계획을 세우지만 구체적으로 어떤 운동을 언제 어떻게 할지 명확한 계획을 미리 세우지 않는다면 운동을 하려다가도 '오늘 뭐 하지?'라는 생각에 빠져 운동은커녕 고민하는 시간만 늘어나고 '운동하기'라는 계획은 흐지부지 결국 무산으로 돌아가게 된다. 또는 구체적인 계획을 잘 세우고도 '이걸 하면 될까?' 고민하고 '안 되면 어떡하지?' 걱정하느라 계획을 바꾸거나 일찍부터 변화가 없다고 생각해 게을리하곤 한다. 어떤 계획을 세웠든 그걸 꾸준히 하는 것이 가장 어렵기 마련이다. 열심히 생각해서 명확한 계획을 짰다면, 이제

일단 21일만 운동해보기로 했습니다

그걸 실행하기 위해 생각을 덜 할 필요가 있다. '그냥 하기'에 집중하는 것이다.

우승을 하기 위해선 실전이 중요하기 때문에 본 게임 3주 전에 무대 경험을 쌓도록 연습 게임을 뛰었다. 결과는 비키니 4위. 4위까지 프로 카드를 딸 수 있는 대회를 뛸 자격이 주어지는 대회라, 우승은 아니었지만 첫 대회치고 결코 나쁜 결과는 아니었다. 하지만 나의 목표는 챔피언이 되는 것이었기에, 본 게임까지 남은 21일 동안 지난 대회 속 내 모습을 모니터링하며 부족한 부분을 다듬었다. 대회 마지막 날까지 내가 세운 루틴을 반복했고 2010년 8월 7일, 텍사스 오스틴에서 나의 본 게임이 시작되었다.

3주 전 치른 연습 게임 덕분일까? 첫 대회 때보다는 마음이 편했다. 대기실에 앉아 내 순서를 기다리며 기분 좋은 긴장감으로 호흡을 다듬었다. 무대에 오르는 순간이 가까워지자 이어폰에서 매일 아침 유산소 운동을 하며 들었던 데이비드 게타David Guetta의 〈Sexy Bitch〉가 흘러나왔고, 음악과 함께 펌핑(운동 직후 근육이 부풀어 오른 상태. 혹은 무대에 오르기 전 근육의 선명도를 높이기 위해 하는 동작)을 하기 시작했다.

"Yes, I can see her. Cause every girl here wanna be her. Oh she's a diva. They feel the same and I wanna meet her……."

노래가 귓속에 울려 퍼지자 머리부터 발끝까지 온몸에 아드레날린이 퍼져 나가는 것이 느껴졌다.

'I got this.'

모든 심사가 끝나고 체급 1위를 하며 나는 파이널 무대에 오르게 되었고 최종 챔피언을 호명하는 순간이 다가왔다.

"Overall bikini champion is Minsoo Go!"

짧은 기간이었지만 동양인으로서 내가 가진 신체적 한계를 넘기 위해 쏟아온 피눈물 나는 노력과, 대회를 준비하면서 반복했던 일상이 영화의 한 장면처럼 머릿속에 스쳐 지나갔다.

내 인생 가장 잊지 못할 감격의 순간이었다. '일단 21일만 해보자'는 생각으로 시작한 도전이 정말로 내가 품었던 비키니 챔피언의 꿈을 이루게 해주었던 것이다.

그 후부터 나는 내가 비키니 대회를 겪으며 체득한 21일 훈련 법칙을 내게 운동을 배우는 회원들의 프로그램에도 적용하기 시작했다. 21일을 기준으로 '눈바디(눈으로 관찰해 체형 변화를 점검하는 것)' 측정과 운동 수행 능력을 평가하는 핏테스트Fit Test를 통해 회원들의 체력 변화를 기록하고, 그에 따라 운동 프로그램을 업그레이드시켰다. 특히 운동을 처음 시작하는 사람들이나 오랫동안 쉬었다가 다시 시작하는 사람들에게는 일단 무조건 21일만 해보라고 권하곤 했다. 물론 모든 사람이 21일이라는 시간을 성공적으로 통과하는 것은 아니었다. 작심삼일이란 말이 괜히 있는 게 아닐 정도로, 일주일을 못 버티는 사람들이 대부분이었다. 그러나 한 가지 사실은 확실했다.

21일을 버틴 사람들은 운동이 주는 즐거움에 빠져들게 되었다.

운동 습관의 마중물 시간,
21일

비키니 챔피언 출신 유튜버라고 하면 가장 많이 듣는 질문이 어떻게 몸을 만들었냐는 것이다. 당시 나는 운동을 전공하지도 않았고 개인 트레이닝은커녕, 이두가 뭔지도 모르는 일명 '헬린이(헬스어린이)'였다. 앞에서 설명한 것처럼 그냥 혼자서 21일 동안 운동하는 습관을 들여가며 시작했다. 특별한 방법보다 꾸준히 계속한 21일이라는 시간 그 자체가 내가 운동을 습관으로 만들 수 있었던 마중물이 된 것이다.

몸을 만드는 특별한 비결을 묻는다면, "그건 바로 끈질김"이라고 말할 것이다.

《그릿》이라는 책에서는 재능보다 끈기가 중요하다고 말한다. 꾸준히 운동을 하기 위한 핵심 또한 열정과 끈기이며, 이는 한순간에 이루어지는 것이 아니라 오랜 시간에 걸쳐 열심히 노력을 해야만 얻을 수 있는 것임을 깨달았다. '그릿GRIT'이란 성장Growth, 회복력Resilience, 내재적 동기Intrinsic Motivation, 끈기Tenacity의 앞 글자를 따서 만든 줄임말로, 앤절라 더크워스 교수가 자신의 베스트셀러《그릿》을 통해 개념화한 용어이자 성공에 결정적인 영향을 미치는 '투지'를 일컫는다. 그릿은 단순히 어떠한 것을 이루고자 하는 열정이나 근성만을 뜻하는 것이 아니라 어려운 환경에 처했을 때에도 포기하지 않고 계속해서 앞으로 전진하려는 끈기를 말하는데 그것이 바로 내가 운동을 대하는 태도였다. 운동을 꾸준히 해도 몸에 변화가 보이지 않는 정체기가 왔을 때, 늦게까지 자고 싶은 토요일 아침에 일어나서 운동을 해야 할 때, 평범한 동양인 여대생이 백인, 흑인, 남미 사람들과 함께 피트니스 대회 무대에 서야 할 때에도 '지금'을 견딜 수 있었던 것은 목표를 이루고자 하는 끈질김이었다.

2010년 미국 텍사스에서 비키니 챔피언을 따낸 후 한국에 돌아왔을 때 사람들은 나에게 '신체 조건을 타고 났다'는 이야기를 많이 했는데, 그들은 내가 어떻게 챔피언을 거머쥐었는지에 대해서는 궁금해하지 않았다. 다만 동양인에게서는 보기 힘든, 솟아난 엉덩이 근육과 외국 잡지에서 보던 '식스팩' 복근을 보고 '저 몸은 타고난 것이다'라고 단정 지으며 자신은 절대 이렇게는 될 수 없다고들 했다. 그럴 때면 나는 '굼벵이도 굴러봐야 구르는 재주가 있는지 알 수 있다'라고 대답해주곤 했다. 해보지 않고서는 내가 타고났는지 안 났는지 절대 알 수 없다. 내게 타고난 것이 있다면 식스팩 복근이나 애플힙이 아니라 포기하지 않았던 끈기와 생각대로 안 되어도 다시 시작했던 투지라고 생각한다.

지금 나의 모습에 만족하지 못하는가? 변하고 싶긴 한데 막상 행동으로 옮겨지지가 않는가? 시원치 않은 건강 상태로, 항상 피로감을 느끼며 그저 그렇게 살아가는 게 딱히 불편하지 않았기 때문에 미뤄온 것은 아닐까?

보지는 않았어도 음악은 누구나 한 번쯤은 들어봤을 영화 〈록키〉에서 주인공 '록키'가 그의 아들에게 말한다.

"진정한 너로 거듭나는 과정을 멈추어선 안돼. 네가 얼마나 성공적으로 사느냐가 아니라 네가 얼마나 삶을 치열하게 살아가느냐가 중요한 거야. 조금씩 앞으로 전진하면서, 그러면서 하나씩 얻어가는 거야. 계속 전진하면서 말이야. 그게 바로 진정한 승리야."

체중 감량을 위해서든 체력 단련을 위해서든, 여러분이 운동을 하기로 마음먹었다면 진정한 내 모습을 찾아가는 출발선에 선 것이다. 진정한 내 모습을 찾는 여정. 21일 루틴과 함께 시작한다면 그 3주라는 시간이 그 여정을 포기하지 않게 북돋는 마중물이 되어줄 것이다.

하루 10분씩
3주만 운동해봐!

~~~~~~~~~~~~~~~~~~~~~

'운동, 어떻게 하면 계속할 수 있을까?'

분명히 이번에는 운동을 꾸준히 하리라 마음먹고 헬스장을 등록하지만 대부분이 일주일을 넘기기 어렵다고 한다. 운동을 시작하는 첫날은 살을 빼야겠다는 불타는 의지 때문에 미친 듯이 운동을 하는데 바로 이것이 문제다. 그렇게 운동을 하고 나면 그 다음 날 근육통이 심하게 와서 운동을 못하게 된다. 운동을 오랫동안 쉬다가 하면, 또는 처음 시작하면 운동의 강도에 상관없이 온몸이 쑤시기 마련이다. 그동안 전혀 쓰지 않던 근육을 사용하니 아플 수밖에 없다. 그렇기 때문에 운동을 시작할 때는 되도록이면 가볍게 조금씩 시작하는 것이 중요하다.

운동을 못 하는 이유로 가장 많이 듣는 이야기가 바로 '시간이 없어서'인데, 많은 사람들이 헬스장에서 2-3시간을 운동 해야 효과가 있는 것이라 생각하고 지레 꾸준히 운동하는 것에 대해 부담을 가진다. 하지만 사실 '운동은 시간에 비례하는 게 아니라 강도에 비례하는 것'으로, 얼마나 오래 운동을 하느냐가 아니라 '얼마나 임팩트 있게 운동을 했느냐'가 포인트다.

책상 앞에 오래 앉아 있는다고 전교 1등을 하는 게 아닌 것처럼 운동의 효과를 보기 위해서 중요한 것은 양(시간)이 아니라 질(강도)이다. 하지만 강도 있는 운동을 한 번 하는 것보다 더 중요한 것이 있다면 바로 운동을 '꾸준히' 하는 것이다.

운동할 시간이 없는 사람도 쉽게 운동을 시작하는 방법이 있다. 헬스장에 갈 필요도 없이 내 방에서 맨몸으로 하루에 10분만 운동을 하는 것이다. 처음에는 가장 기본적이면서 누구나 아는 팔 벌려 뛰기 같은 동작부터 시작하면 그리 힘들 것도 없다. 그러다 어느 정도 체력이 늘어나면 기본적인 동작에 새로운 동작들을 추가하면 된다.

운동을 쉽게 포기하게 만드는 대표적인 이유 중 또 하나는 처음부터 자신이 지속할 수 없는 목표를 세우는 것이다. '오늘은 팔굽혀펴기 10개를 했으니 내일은 팔굽혀펴기 20개를 해야지!' 이렇게 욕심 낼 필요는 없다. 목표를 잡는 것은 좋으나 내가 감당하기 어려운 목표를 잡아서 자기에게 실망하거나 운동을 포기하기보다는 '어제보다 조금 더 나아지는 오늘'에 집중을 하는 것이 중요하다. 그것이 '한 개 더'일 수도 있고 '더 바른 자세'로 운동을 하는 것이 될 수도 있다. 매일 하루 10분씩 운동을 하면서 체력이 점점 늘어가는 데 집중을 하다 보면 어느 순간 팔굽혀펴기 20개를 거뜬히 하는 날이 오게 된다.

하루 10분 운동의 핵심은 매일 몸을 움직이는 습관을 만드는 것이다. '설마 하루 10분 가지고 뭐가 되겠어?' 라는 생각 한다면 천만의 말씀. 이것은 '눈덩이 효과 Snowball Effect'처럼 놀랍다. 주먹만 했던 눈덩이를 굴리다 보면 바위만 한 눈사람이 되듯 하루 10분 매일 꾸준히 운동하는 습관을 만들다 보면 어느 순간 하루 1시간 운동도 거뜬히 할 수 있게 된다. 바빠서 운동할 시간이 없는 사람들은 운동 시간을 아침에 일어난 직후로 잡는 것을 추천한다. 아침에 10분 일찍 일어나서 운동으로 하루를 시작하면 평소에 해오던 익숙한 생활 패턴이 아니기 때문에 처음에는 다소 피곤할 수도 있다. 하지만 21일 동안 꾸준히 하루 10분씩 운동을 하면 어느 순간 몸이 피곤한 것이 아니라 가벼워지는 것을 느낄 수 있다. 뭘 해야 할지 모르겠다면 간단한 스트레칭 먼저 시작해보자. 나이키의 슬로건 "Just do it", 즉 "그냥 하라!"를 따르면 된다. 간단한 스트레칭도 매일 10분씩 꾸준히 하다 보면 몸이 가벼워지는 것을 느낄 수 있다.

　이것만 기억하자. 운동은 시간에 비례하는 것이 아니라 강도에 비례한다. 하지만 강도보다 더 중요한 것은 빈도라는 것도 기억하자. 바로 꾸준히 운동하는 것! 매일 하루 10분의 운동이 평생 가는 운동 습관의 첫걸음이 될 테니 말이다.

하루 10분,
너무 쉬운 거 아니냐고?

하루 10분씩 3주면 너무 짧고 쉬운 거 아니냐고? 더 강력한 방법은 없냐고? 하지만 다들 알 것이다. 아주 쉬운 것이라고 해도 그냥 아는 것과 습관으로 만드는 것이 얼마나 다른지.

나는 어떻게 하면 좀 더 많은 사람들이 운동을 생활화하도록 만들 수 있을까 고민하다 2016년부터 유튜브 방송을 하기 시작했다. "더 나은 당신Better You"이라는 주제로 건강한 삶을 위해 필요한 운동법, 건강 식단, 마음가짐 등에 관한 영상을 올리기 시작했다. 한 번은 유튜브에 〈뱃살 찌는 이유 10가지〉라는 영상을 올린 적이 있다. 뱃살 빼는 것에 대한 사람들의 관심이 워낙 크기 때문에 꾸준히 인기 있는 영상 중 하나

일단 21일만 운동해보기로 했습니다

인데, 누군가 이런 댓글을 달았다. "나도 다 아는 내용"이라는 것이다.

맞다. '건강해지는 법', '살을 빼는 법'에 대해 우리가 모르는 내용은 없다. 꾸준히 운동하기, 골고루 먹기, 야채 많이 먹기, 숙면하기, 군것질하지 않기. 다 아는데 나는 왜 건강하지 않은 걸까? 그럴 땐 간단한 자가문답을 해볼 필요가 있다. 아래 리스트에서 자신에게 해당되는 것이 있는지 체크해보자.

□ 잠자리에 들면 쉽게 잠이 든다.

□ 하루에 물을 8잔 이상 마신다.

□ 하루에 20분 이상 걷는다.

□ 하루에 평균 6-8시간 숙면을 한다.

□ 평상시 바른 자세를 유지한다.

□ 매일 스트레칭을 한다.

□ 비정제 복합 탄수화물, 단백질, 불포화지방이 골고루 들어간 식사를 한다.

□ 나만의 건강한 스트레스 해소법이 있다.

□ 야채를 끼니마다 챙겨 먹는다.

□ 가공식품이나 패스트푸드를 즐겨 먹지 않는다.

☐ 너무 짜거나 달게 먹지 않는다.

☐ 과식이나 폭식을 하지 않는다.

위에 있는 항목은 누구나 다 아는 가장 기본적인 건강 상식들이다. 항목 대부분에 체크를 했다면 좋은 습관을 갖고 있는 사람이지만 그렇지 않다면 어떻게 해야 할까? 그럴 때는 무엇보다 기본에 충실해야 한다. 하지만 기본적인 것을 안다고 해서 저절로 건강해질 수는 없는 법이다. 아는 것과 행하는 것은 다르기 때문이다. 누구나 알지만 아무나 실천할 수 없는 것. 알고만 있는 것이 아니라 내가 실제로 행할 때 비로소 건강한 습관을 만들 수 있다.

잠시 책을 내려놓고 거울 앞에 서보자. 어떤 모습이 보이는가? 내가 생각하는 나의 모습인가? 아니면 예상 밖의 모습이 보이는가? 거울 속에 보이는 지금의 이 모습이 나의 진짜 모습이다. 카톡 프로필에 올려놓은 예전 사진이나 'B612'나 '스노우'와 같은 카메라 앱으로 보정한 사진들은 내 본모습이 아니다. 지금 거울 속의 모습이 좋든 싫든, 그것이 바로 나의 평소 습관으로 만들어진 결과라는 것이다. 대부분의 시간을 앉아서 보내고, 야식을 즐기며, 불면증에 시달리는 생활을 해온 사람이라면 갑자기 헬스장에 등록해 미친 듯이 운동하기 보다는 '하루 10분 걷기'부터 시작을 해야 한다. 일단 쉽게 바꿀 수 있는 작은 습관에 주목하자. 먹는 문제도 같은 방식으로 접근해볼 수 있다. 야근 때문에 야식을 먹어야 할 때가 분명히 있다. 이때 살이 찌면 안 된다고 무작정 굶을 것인가? 아니면 야근엔 역시 뜨끈한 컵라면이라며 두말없이 흡입할 것인가? 전자는 너무 어렵고 후자는 쉽지만 몸에 나쁘다. 두 극단 중 하나를 택해야 하는 건 아니다. 절충할 수 있는 좋은 대안을 택할 수도 있다. 단백질이 풍부하고 비타민과 무기질 등 우리 몸에 필요한 필수 아미노산을 골고루 갖추고 있는 삶은 계란을 먹는 방법도 있다는 것이다.

우리의 몸은 변화에 익숙하지 않다. 새롭게 변화를 주려 해도 지금까지 해온 모습, 편한 모습으로 돌아가려는 성질을 가지고 있다. 그렇기 때문에 평소에 운동을 하지 않거나, 몸에 해로운 군것질을 자주 하는 등 나쁜 습관을 가지고 있으면 그것을 한 번에 없애려 하기보다 나쁜 습관을 좋은 습관으로 조금씩 대체하는 것이 가장 이상적이다. 물론 이것도 한 번에 해서는 되지 않는다. 하루에 담배를 두 갑 피우던 사람에게 다음 날 바로 담배를 끊으라고 하면 하루는 할 수 있겠지만 지속하기는 어렵다. 그렇기 때문에 매일 조금씩 담배 피우는 양을 줄여가면서 몸이 천천히 새로운 환경에 적응을 할 수 있도록 만드는 것이 중요하다.

잠도 마찬가지이다. 평소에 10시간 자는 습관을 들이면 내 몸은 10시간을 자도록 신체 시계를 맞춰놓는다. 잠은 잘수록 늘기 마련이다. 외국에 갔을 때 시차가 적응되지 않아 밤에 잠을 설친 적이 있을 것이다. 아침 기상시간이 거의 비슷한 이유도 여기 있다. 우리의 작지만 반복적인 행동 하나하나가 습관이 되어버린 것이다. "우리는 우리가 반복적으로 하는 행위이다"라는 아리스토텔레스의 이야기처럼.

건강해지고 싶은가? 살을 빼는 게 어렵나? 그렇다면 조금씩이라도 좋으니 가장 기본적인 것부터 차근차근 행동에 옮기는 것이 필요하다. 지금 나의 모습은 매 순간 반복적으로 해온 내 선택의 결과이니까.

21일간의 운동 미니멀리즘,
F.O.C.U.S 법칙

이 책의 3장에서 21일 동안 따라 할 수 있는 운동 플랜을 소개하겠지만, 그것을 따르지 않고 자신이 원하는 방식으로 운동을 해도 21일이라는 기간은 좋은 기준점이 된다. 하지만 한 가지는 기억하도록 하자. 21일 동안만큼은 처음 계획한 하나의 코스만 따라가자는 것이다.

몇 년 전, 살을 빼고 싶은 12명의 사람들을 뽑아서 3개월 동안 몸을 만드는 다이어트 챌린지 프로젝트에 트레이너로 참여한 적이 있다. 12명의 다이어터를 12명의 트레이너가 맡았다. 다들 정해진 트레이너와 함께 운동을 시작했는데, 챌린지를 시작한 지 며칠 지나지 않아 배우 지망생인 다이어터 한 명이 와서 물었다.

"선생님, 어떻게 해야 몸을 잘 만들 수 있죠?"

내 대답은 이랬다.

"담당 트레이너 선생님이 알려준 대로 하시면 돼요."

하지만 그 배우 지망생은 나를 포함한 다른 트레이너들에게도 몸을 만들기 위한 운동법과 식단에 관해 끊임없이 질문을 했다. 그러면서 하루는 A 트레이너가 알려준 운동을, 다른 날은 자신의 트레이너가 알려준 운동을 하곤 했다. 시간이 지나면서 챌린지를 시작한 대부분의 사람들의 몸이 변하기 시작했지만, 그 배우 지망생은 특별한 변화가 없었다. 오히려 나빠지기 시작했다.

한 명 이상의 트레이너에게 PT를 받아본 사람이라면 알겠지만, 운동 방법이나 식단 운영 방식은 트레이너마다 천차만별이다. 몸을 만드는 데에는 여러 가지 방법이 있기 때문이다. 물론 근본적인 것은 비슷할지라도, 운동을 배우는 사람의 체형이나 체질에 따라 운동 및 추천하는 식단이 다를 수 있고, 트레이너의 운동 스타일, 경험 및 노하우가 다르기 때문에 같은 운동을 하더라도 중요시하는 포인트가 다를 수 있다. 특히 운동은 결과가 바로 눈에 보이는 것이 아니라 꾸준히 해야 효과를 볼 수 있는 것이기 때문에 배우는 시작 단계에서는 트레이너를 수시로 바꾸기보다는 내가 선택한 한 사람과 꾸준히 수업을 하는 것이 더 도움이 될 수 있다. 물론 트레이너가 제대로 가르쳐준다는 전제 하에 말이다.

다른 다이어터들이 열심히 자신의 트레이너를 따르며 몸을 만들고 있을 때 이 연기 지망생은 끊임없이 몸을 쉽고 빨리 만드는 방법을 찾아다녔다. 그러면서 이 운동, 저 운동을 하기 시작했다. 결국 2개월이 지나도 아무런 차도가 없자 그는 중간에 챌린지를 포기했다. 물론 챌린지를 마친 11명의 다이어터들은 8킬로그램에서 12킬로그램까지 체지방을 감량시킨 것은 물론 근육량도 증가시키는 효과를 보면서 환골탈태에 성공했다!

여러 명의 조언을 얻는 것이 나쁜 것은 아니다. 하지만 기초를 닦는 단계라면 여러 조언을 들으며 방황하다 아무것도 얻지 못하기보다는 지금 내게 가장 필요한 것 하나를 골라 시도하는 것이 중요하다. 이것을 F.O.C.U.S Follow One Course Until Success 법칙이라고 부른다. '성공할 때까지 한 코스만 따라가라.' 예전에 내가 뭘 해야 할지 모르고 이것저것 일만 벌려 놓고 소득 없이 방황하고 있을 때, 경영학 교수인 친구가 한 가지에만 집중하라며 알려준 법칙이다.

건강해지기 위해, 살을 빼기 위해, 체력을 기르기 위해 할 수 있는 좋은 운동은 정말 많이 있다. 하지만 '이번에는 반드시'란 간절한 마음으로 시작했다면, '21일 건강한 습관 만들기'로 시작해보자. 21일 동안 하루 10분 운동과 함께 내가 자주 먹는 음식들 중 나쁜 것을 줄이고 좋은 것을 늘려 나가보자. 그리고 21일 후에도 그것을 계속 하는 것이다. 언제까지? 완전히 내 습관이 될 때까지.

다이어트 시장에서 가장 흔하게 볼 수 있는 것이 바로 '짧은 시간에, 운동하지 않고, 아무거나 먹으면서, 쉽게 살을 뺀다'는 광고 문구다. 많은 사람들이 살을 빼고 싶다는 욕구와 쉽고 빨리 결과를 볼 수 있다는 말에 건강을 담보로 몸을 만드는 방법을 선택한다. 쉽게 살을 빼는 방법은 많지만 건강하게 오래 지속할 수 있는 방법은 하나다. '보여지는 몸'을 좇는 것이 아니라 건강을 찾아가는 것.

지름길을 찾지 말고 '정석대로' 하라! 미니멀리즘은 운동에서도 유효하다.

21일 버티기,
완벽함보다 꾸준함에 집중해보자

21일 동안 하루도 빠짐없이 운동을 해야 한다고 하면, 처음엔 좀 어렵게 느껴질 수 있다. 특히 오랫동안 운동을 쉬었거나 정말 체력이 없는 사람들에게는 21일이란 시간이 심리적으로 부담이 될 수도 있다. 이럴 때는 당장 21일을 빠지지 않고 운동을 해야 한다 생각하지 말고, 21일 동안 좀 더 움직인다는 것을 목표로 잡아보자. 단순히 '더 움직여야지'라고만 생각하면 행동으로 옮길 수가 없기 때문에 구체적으로 어떻게 더 움직일 수 있을지에 대해 나만의 룰을 정해 놓는 것이 좋다. 이를테면 다음처럼 하는 것이다.

21일 동안,

지하철에서는 무조건 계단 이용

엘리베이터는 5층 이상부터만 사용

버스 한 정거장이 안 되는 애매한 이동 거리는 무조건 걷기

이렇게 나의 생활패턴에 맞게 규칙을 정해서 활동량을 늘려가다 보면 조금씩 체력이 늘어나게 되고 이것이 꾸준히 운동하는 습관의 시작점이 된다. 그렇게 조금씩 건강한 생활 습관을 만든 후에 하루 10분 운동을 시작해보자. 21일이 아니라 각각의 하루하루에 집중을 하다 보면 일주일이 금방 간다. 하루에 많은 양의 운동을 못 했다고 걱정할 필요는 없다. 눈덩이 효과를 기억하는가? 운동을 하루 빡세게 하고 이틀 동안 쉬기를 반복하는 것보다는 조금이라도 매일 하는 게 운동을 습관으로 만드는 데 효과적이다.

운동을 꾸준히 하기 위해서 가장 중요한 것은 '내가 좋아하는 것부터 시작하기'이다. 하기 싫은데 억지로 하거나 관심이 없는데 한다면 절대 오래갈 수가 없다. '이 운동 하면 효과 있나요?', '어떤 운동을 해야 해요?' 같은 질문을 종종 듣는데, 이 세상의 운동 중 제대로 해서 효과가 없는 것은 없다. 가장

중요한 것은 어떤 운동이건 간에 꾸준히 해야 한다는 것이다. 그러려면 했을 때 내가 즐거워야 한다. 재미라는 것이 다 개인차가 있기 때문에 딱 잘라서 '이 운동이 좋다', '저 운동이 좋다'라고 말하기는 어렵다.

"전 운동이 다 싫은걸요?"

이렇게 말하는 사람은 아직까지 재미있는 운동을 해보지 못해서 혹은 스스로 운동의 재미를 못 느껴서 그런 것일 수도 있다. 그 운동이 재미있는지 내가 그것을 좋아하는지 알기 위해서는 다양한 운동을 직접 경험해보는 것이 중요하다. 새로운 요리를 먹어보기 전까지는 맛이 있는지 없는지 알 수가 없듯이 말이다.

첫 경험이 중요한 이유는 그것으로 인해 고정관념이 생길 수 있기 때문이다. 처음 운동을 잘못 배웠다든지 아니면 관심도 없는 운동부터 시작했다든지. 이렇게 안 좋은 기억을 갖고 있으면 다시 시작하는 것이 어려워질 수 있다. 나만 해도 어릴 적 수영을 배우는데, 수영 강사가 다짜고짜 깊은 물에 밀어 넣고 억지로 헤엄을 치게 해서 그 후로 25년간 수영을 하지 못했다. 심지어 물에 대한 트라우마까지 생겨버렸다. 그렇기 때문에 싫어하는 것을 억지로 하는 것이 아니라 내가 좋아하고 관심이 가는 것부터 조금씩 시작하는 것이 중요하다. 그래야지만 계속할 수 있다.

살을 빼야겠다는 강박관념으로 억지로 운동을 하는 것이 아니라 일상 생활에서 움직임을 늘리는 것에서부터 시작해보자. 시작도 전에 완벽한 결과를 기대하고 상상하는 데 너무 오랜 시간을 들이지 말자. 계획한 과정에 하루하루 충실하다 보면 어느덧 좋은 결과가 나오기 마련이다. 내가 좋아하는 운동으로 쉽게 시작하는 것이 평생 가는 운동 습관 만들기의 핵심이다.

한 가지 더 당부하고 싶은 점이 있다. 21일간의 도전을 진행하면서 지나친 완벽주의는 접어두라는 것이다. 이를테면 3일 정도 잘 하고 나서 하루 정도를 어쩔 수 없이 빼먹었을 수도 있다. 이때 자기 자신에게 실망해서 아예 계획을 그만둬 버리거나, 그 다음 날 '처음부터 다시 시작해야지'라고 생각하는 사람들이 있다. 이런 완벽주의는 꾸준함의 가장 큰 적이다. 앞에서 한 코스를 따라가라고 했었다. 몇 번 빼먹더라도 일단 첫 번째 21일을 계획대로 완주해보자. 달력에 오늘의 운동을 했는지 체크하며 몇 번을 채웠는지 확인해도 좋다. 그러면 다시 그 다음 21일 10분 운동에 도전하면서 '이번엔 빼먹

일단 21일만 운동해보기로 했습니다

는 횟수를 더 줄여야지'라고 목표를 잡을 수 있다. 기억하기 바란다. 우리가 집중해야 할 것은 '완벽하게 하는 것'이나 '잘하는 것'이 아니라 '꾸준히 하는 것'이다.

내 나름의 건강한 습관 만들기 리스트를 정했고 마음도 조금 가볍게 먹었는가? 21일 루틴, 다음 장에서 본격적으로 함께 시작해보자!

3장

———

내 몸에
운동 습관을 붙이는
21일 루틴

처음 3주 목표를 세웠는데

결국 그 3주가 3개월이 되고 3년이 되어 지금까지 왔다.

단언컨대 마음만 먹으면 21일이란 시간은

누구나 충분한 변화를 볼 수 있는 시간이다.

이제 운동을 시작해보자!

하루 10분, 아니 5분이라도 운동해봐!
가장 기초적인 맨몸 운동 코스를 준비했다.
하다가 이 코스가 너무 쉽다 싶으면
자신에게 맞게 강도를 살짝 올려도 좋다.

"21일 지났는데 변화 없으면 어떡해요?"
어떡하긴 뭘 어떡해요, 아직 해보지도 않았잖아요!
이제까지 '했는데 별 변화 없으면 어쩌지'라는 생각으로
자신의 귀찮음을 위장하며
미뤄온 건 아닌가 한번 생각해보자.
일단 해보고서 말해야 하지 않을까?

몸이 기억하는
21일의 법칙

~~~~~~~~~~~~~~~~~~~~

성형외과 의사인 맥스웰 몰츠는 사람들이 자기 신체 이미지를 개선하도록 돕는 데 관심이 많았다. 어느 날 그는 환자가 수술 후 약 21일이 지나면 수술 결과에 익숙해진다는 것을 알아냈다. 그는 환자가 사지를 잃은 후, 망상 통증(신체의 일부를 잃은 사람들이 없는 신체 부위에서 통증이 오는 것 같은 느낌을 받는 것)이 멈추거나 수술에 적응하는 데 적어도 21일이 걸리는 것을 발견했다.

새로운 습관을 만드는 데 딱 21일만 걸리겠냐만, 내가 비키니 대회를 준비하는 운동을 처음 시작할 때도 가벼운 마음으로 '한번 3주만 해볼까?'라며 시작했다. 계획을 세우자니 한 달도 조금 길어 보였고, 그렇다고 3개월은 너무 길게 느껴졌지만, 3주 즉 21일이라고 생각하니 '3주 정도야 못 하겠어?' 싶었다. 해볼 만한 도전이었다. 그렇게 처음 3주 목표를 세웠는데 결국 그 3주가 3개월이 되고 3년이 되어 지금까지 오게된 것이다. 그리고 단언컨대 마음만 먹으면 21일이란 시간은 누구나 충분한 변화를 볼 수 있는 시간이다.

하지만 21일이 지났다고 해서 새로운 생활 패턴을 완벽히 만들었다는 방심은 금물이다. 위에서 말했듯이 변화에 적응하기까지 적어도 21일이 걸린다는 거지, 21일이 지난다고 해서 마법같이 모든 것이 저절로 이루어지는 것이 아니다. 우리의 몸은 변화하거나 힘든 것을 좋아하지 않는다. 기회만 된다면 언제든 예전의 나의 모습, 편한 나로 돌아가길 원한다. 그렇기 때문에 21일이 되었다고 새로운 습관 만드는 노력을 멈추면 다시 예전으로 돌아간다. 그것도 아주 빠르게.

21일 운동하기에 도전하기로 마음먹었다면, 시간과 장소에 구애받지 않는 홈트레이닝(홈트)으로 시작해보자. 홈트레이닝이란 말 그대로 집에서 하는 운동을 말한다.

하지만 무작정 한다고 습관이 만들어지지는 않는다. 오늘부터 마음잡고 집에서 운동하려는 사람들을 위해 몸이 기억하는 '21일 운동 습관 만들기 홈트 요령' 몇 가지를 소개하겠다.

1. 운동 공간 만들기

먼저 운동을 할 공간을 만들고 그곳은 언제나 깨끗하게 비워 놓는다. 운동하는 공간이 언제나 사용 가능해야 언제든 운동할 마음이 난다. 운동 한번 하려는데 그 공간이 어질러져 있으면 방을 치워야 된다는 생각에 운동할 마음도 사라지게 된다. 또는 운동 시작도 전에 방 정리하다 시간을 다 보내고 만다. 맨몸으로 하는 운동은 운동 매트를 깔 정도의 공간만 있다면 충분히 필요한 모든 동작을 할 수 있기 때문에 가급적 내 개인 공간을 만들면 좋다.

홈트레이닝은 운동용 매트만 있으면 시작할 수 있다. 매트가 없어도 가능하지만 있으면 동작을 더 편하게 할 수 있고 층간 소음 방지에도 효과적이다. 운동을 시작하고 나면 흐름을 끊지 않고 이어가는 게 중요한데 운동을 하다 보면 땀이 흐르거나 목이 마르기 때문에 수건이나 물을 찾게 된다. 미리 500밀리리터 물통에 물을 담아 옆에 놓고, 땀 닦을 타월을 준비하고 시작하면 흐름이 끊기지 않는다.

2. 운동 방법 요령 있게 배워두기

유튜브에서 운동법을 검색하면 어마어마하게 많은 운동 영상들이 나오는데, 보다 보면 자신의 스타일에 맞는 채널을 찾을 수 있다. 상체 운동, 하체 운동 등 부위별 운동과 근력 운동 또는 스트레칭과 같이 목적별, 하루 10분, 하루 30분 이렇게 시간별로 나눠 나만의 재생목록에 저장해보자. 자신이 원하는 방식대로 유튜브 계정에 리스트를 만들어 놓으면 그날 그날에 맞게 적절한 운동을 선택해서 할 수 있다.

공부를 잘하는 친구들을 보면 예습과 복습을 철저히 한다고 한다. 예습과 복습을 다 할 수 있다면 좋겠지만 적어도 운동 시작 전에 그날 하는 동작이 무엇인지 미리 알고 시작한다면 운동을 따라 하는 게 더 수월하다. 생소한 동작이 있다면 먼저 동작을 한 번쯤 천천히 따라 해보고 방법을 파악한 후 하면 운동을 더 재미있게 따라 할 수 있게 된다.

3. 거울 보기

운동을 할 때는 되도록 전신 거울 앞에서 하는 게 좋다. 영상에 나온 강사와 비교하여 자신이 동작을 제대로 하고 있는지 자세를 확인할 수 있기 때문이다. 특히 운동을 시작하는 단계에는 금방 지쳐서 자세가 제대로 나오지 않는데도 무작정 횟수만 채우며 따라 하는 사람들이 많다. 동작을 제대로 하지 않으면 운동의 효과가 떨어질 뿐만 아니라 부상의 위험도 크기 때문에 가급적 운동 시에는 자신의 모습을 체크하는 것이 중요하다.

4. 21일의 계획 짜기

운동의 시작은 여행과 같다. 여행을 가려고 마음먹으면 먼저 가고자 하는 목적지를 정하고 목적지에 가기 위한 계획을 짠다. 그리고 나서 가면 된다. 운동을 시작하려고 마음먹었다면 먼저 운동으로 얻고자 하는 목표를 정하고 목표를 이루기 위한 계획을 짠다. 그리고 나서 하면 된다!

홈트, 아직 시도해보지 않았다면 이번 기회에 한번 도전해보자. 운동을 습관으로 만들 수 있는 좋은 시작이다.

21일을 함께할
맨몸 운동과 친해지기

    홈트, 어떤 운동을 하면 좋을까? 간단하고도 효과가 좋아 익혀두면 언제 어디서나 할 수 있는 일곱 가지 맨몸 운동과 네 가지 스트레칭을 소개한다.

기본에 충실한 맨몸 운동 7
스콰트 / 푸시업 / 런지 / 싱글 레그 데드리프트 핸드 워킹 / 마운틴 클라이머 / 버피

기본 스트레칭 4
캣 카우 / 라잉 햄스트링 스트레칭 / 라잉 피겨 4 / 척추 트위스트

일단 21일만 운동해보기로 했습니다

우리의 목표는 운동을 하는 '습관'을 몸에 붙이는 것이기 때문에, 완전히 새로운 운동을 배우고자 긴장할 필요는 없다. 이제부터 소개하는 일곱 가지 운동은 누구나 하나 정도는 해보았을 맨몸 운동들이다. 횟수를 늘리는 데 지나치게 집착하지 말자. 바른 자세를 취하려고 노력하면서 '매일 같은 시간에 꾸준히 하는 것'에 집중해보자.

또 근육을 키우고 체력을 기르는 것만큼 중요한 것이 바로 유연성이다. 스트레칭은 관절의 가동 범위를 넓혀주고, 근육이 더 강하고 유연해질 수 있도록 도와준다. 21일 루틴에서는 스트레칭 하는 날을 따로 정해 휴식을 취하고 유연성 기르는 것에 좀 더 집중하도록 했다.

운동 방법과 함께 21일 동안 할 수 있는 미니멀 운동 스케줄도 소개해두었다. 하지만 여러 가지 운동을 매일 다르게 하기가 너무 복잡하다면 더욱 미니멀한 계획을 세울 수도 있다. 소개하는 일곱 가지 운동 중에서 자신이 도전하고 싶은 것 1가지를 골라 21일 동안 그것만 하는 것도 좋은 방법이다. 우리의 목표는 운동을 잘하거나 많이 하는 게 아니라 매일 운동하는 습관을 들이는 것이니까!

• 스쾃 •

대표적인 하체 운동인 스쾃은 허벅지 앞뒤와 엉덩이 근육을 자극한다. 하체의 힘을 기를 수 있는 가장 효과적인 운동 중 하나인데, 생각보다 자세를 잡기 쉽지 않아 무릎이 아파진다는 사람이 많다. 무릎이 아닌 엉덩이 근육에 집중하면서 하되, 영 어렵다면 먼저 벽에 등을 기대 무릎을 90도로 구부리며 앉아서 버티거나, 의자에 앉았다 일어나는 연습을 하면 도움이 된다.

Step 1. 양발을 어깨 넓이로 벌린 후 발끝이 살짝 바깥으로 나가도록 5-10도가량 벌린다. 어깨가 귀에서 멀어지도록 뒤로 말아 넘기고 가슴을 편 상태에서 허리가 꺾이지 않도록 코어에 힘을 준다.

Step 2. 천천히 골반을 뒤로 밀며 무릎을 굽혀 내려가며 허벅지가 바닥과 평행이 되는 정도까지 앉는다. 이때 무릎이 먼저 굽어지는 게 아니라 먼저 엉덩이가 뒤로 빠진다는 느낌으로 내려가야 한다. 상체는 가슴에 이름표가 달려 있다고 생각하고, 이름표가 정면에서 보이도록 가슴과 등을 편다.

Step 3. 일어설 때에는 뒤꿈치를 수직으로 밀어 올리며 엉덩이, 코어, 허벅지에 힘을 주어 일어선다. 이때도 무릎으로 체중이 쏠리지 않도록 주의한다.

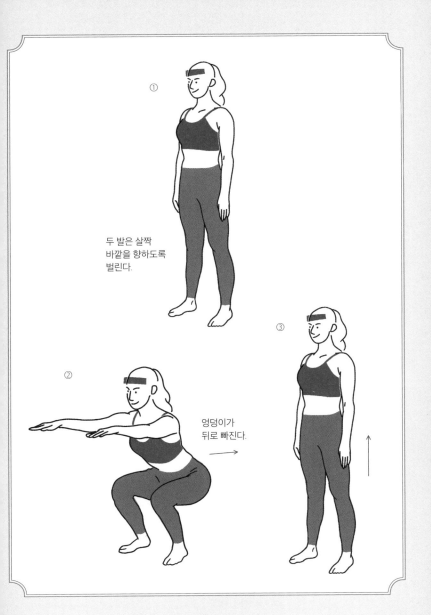

① 두 발은 살짝
바깥을 향하도록
벌린다.

② 엉덩이가
뒤로 빠진다.
→

③

· 푸시업 ·

대표적인 상체 운동 푸시업은 가슴과 어깨뿐 아니라 코어의 힘을
기르는 데도 효과적이다. 바닥에서 하는 기본 푸시업은 사실 꽤나
근력을 요하는 운동이라 당장 하기 어려울 수 있다. 그렇다면 침
대나 의자를 받치고 하는 1단계 푸시업에서 바닥에 무릎을 대고
하는 2단계 푸시업을 거쳐 마지막 3단계인 기본 푸시업까지 21
일 동안 순서대로 도전해보자. 1단계도 힘들다면 벽에 대고 시작
하자. 밀어서 올라올 때 어깨가 위로 올라가면 승모근에 힘이 들
어가 목과 어깨 위쪽이 아파질 수 있으니 가슴 근육에 집중하면서
동작을 해보자.

Step 1. 양팔을 어깨 넓이로 엎드려 머리부터 발끝까지 일직선이 되도록 유지하
는 플랭크 자세에서 시작한다. 바닥 짚은 손끝은 살짝 바깥을 향하도록 하고 양 어
깨를 뒤로 말아 넘기는 느낌으로 펴되, 어깨가 귀에서 멀어지도록 유지한다. 배꼽
을 천장으로 밀어 올리는 듯한 느낌으로 코어에 힘을 준다.

Step 2. 가슴과 어깨 앞, 팔 뒤 삼두에 힘을 주며 팔꿈치를 접어 매트로 내려간다. 이
때 팔꿈치가 옆으로 벌어지지 않도록 몸통 가까이 붙인다. 내려갈 때 자신의 몸무
게를 지탱하면서 어깨가 귀에서 멀어진 상태를 유지하며 천천히 내려가도록 한다.

Step 3. 올라올 때는 호흡을 내쉬면서 가슴의 근육을 느끼며 한 번에 밀어 올라
온다. 이때, 머리부터 뒤꿈치까지 일직선이 되도록 코어의 힘을 써서 유지하고,
웨이브를 타지 않도록 한다.

일단 21일만 운동해보기로 했습니다

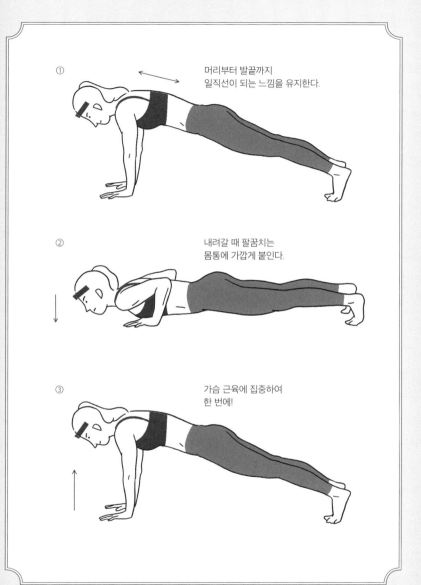

① 머리부터 발끝까지
일직선이 되는 느낌을 유지한다.

② 내려갈 때 팔꿈치는
몸통에 가깝게 붙인다.

③ 가슴 근육에 집중하여
한 번에!

스쾃과 함께 대표적인 하체 운동으로 허벅지와 엉덩이 근육을 두루 자극하는 데 효과적이다. 하체뿐 아니라 코어 강화에도 좋은 동작이다. 런지를 할 때 가장 주의할 것은 동작을 할 때 무게가 발가락으로 쏠리면 안 된다는 것이다. 그럴 경우 무릎으로 체중이 실려 무릎이 아픈 주 원인이 된다. 그렇기 때문에 발바닥 전체로 몸을 지탱하되, 일어서는 동작에서는 코어와 하체에 힘을 주고 뒤꿈치를 밀며 수직으로 일어나도록 한다.

Step 1. 양발을 어깨 너비로 벌리고 정면을 향해 편하게 선다. 가슴은 펴되 복근은 당긴 상태로 골반은 중립 자세를 유지한다.

Step 2. 몸통을 축으로 다리 하나를 뒤로 내딛는다. 이때 앞쪽 다리 발목이 안정될 수 있도록 발바닥 전체가 바닥에 닿아 중심을 잡도록 한다.

Step 3. 코어에 힘을 준 상태에서 천천히 무릎이 90도가량 되는 정도로 내려가 앉는다. 이때 무릎이 흔들리지 않도록 고정한다.

Step 4. 앞쪽 다리 뒤꿈치를 수직으로 밀어주며 천천히 호흡과 함께 일어난다.

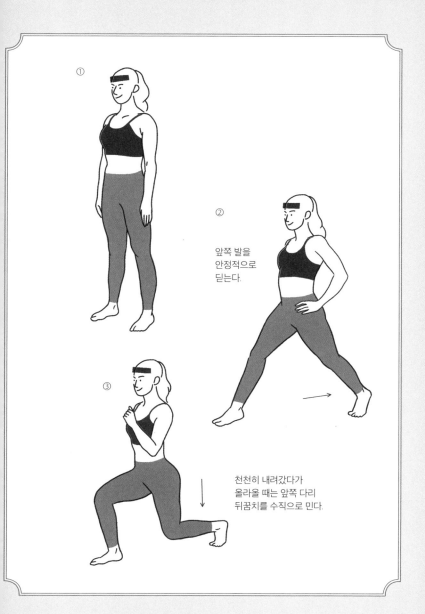

①

②

앞쪽 발을
안정적으로
딛는다.

③

천천히 내려갔다가
올라올 때는 앞쪽 다리
뒤꿈치를 수직으로 민다.

99

• 싱글 레그 데드리프트 •

대표적인 밸런스 트레이닝으로 코어, 하체 및 발목 강화에 효과적이며 특히 허벅지 뒤, 엉덩이, 허리 부분의 근육을 자극하는 데 좋다. 기본 데드리프트 자세에서 다리 하나를 들고 하는 동작으로 코어의 힘을 이용한다. 가슴을 펴고 허리를 곧게 세운 상태에서 무릎을 구부리는 것이 아니라 골반의 움직임을 활용하는 '힙힌지' 동작이 기본이 된다.

Step 1. 양발을 어깨 너비로 벌려 편하게 서서 정면을 향한다. 어깨가 올라가지 않도록 뒤로 말아 넘겨 가슴을 펴고 코어에 힘을 준다.

Step 2. 배꼽을 축으로 중심을 잘 잡은 후, 다리 하나를 균형을 유지하는 다리 바로 옆으로 들어 올린다. 이때 지탱하는 다리의 무릎은 살짝 구부리고, 발목이 안정될 수 있도록 발바닥 전체로 바닥을 디뎌 중심을 잡도록 한다.

Step 3. 코어에 힘을 준 상태에서 골반을 접는다는 느낌으로 엉덩이를 뒤로 밀며 힙힌지 자세로 들어올린 다리를 뒤로 뻗는다.

Step 4. 측면에서 봤을 때, T 모양이 나오도록 다리를 들어올리고 양팔은 자연스럽게 발가락을 향하여 떨군다. 이때 골반이 틀어지지 않도록 엉덩이와 코어의 힘으로 수평을 유지한다. 자연스럽게 척추를 중립으로 만들고 등이 활 모양으로 구부러지지 않게 한다. 코어와 엉덩이에 힘을 주어 호흡과 함께 뒤로 들어 올렸던 다리를 제자리로 가져오며 동작을 반복한다. 이때 허리가 꺾이지 않도록 주의한다.

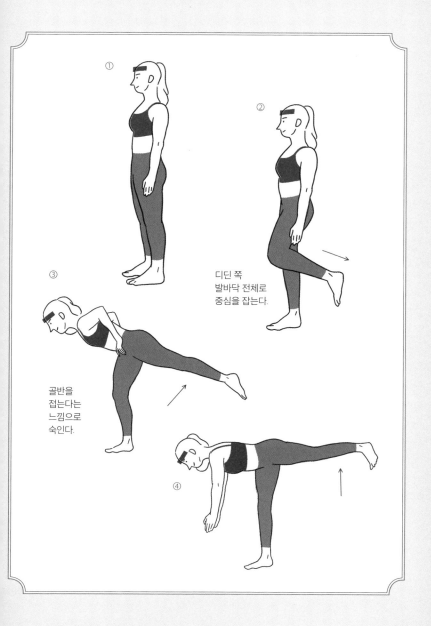

① ②

디딘 쪽
발바닥 전체로
중심을 잡는다.

③

골반을
접는다는
느낌으로
숙인다.

④

• 핸드 워킹 •

암 워킹이라고도 하며 상체에서 코어, 하체까지 골고루 전신의 근육을 쓸 수 있는 운동이다. 여러 번 하면 유산소 운동 효과도 있으며 층간 소음을 유발하지 않아 어디서나 하기 좋다.

Step 1. 매트 뒤쪽에 서서 시작한다. 골반 너비로 다리를 벌리고 편하게 선 상태에서 어깨가 올라가지 않도록 뒤로 말아 넘겨 가슴을 펴고 코어에 힘을 준다.

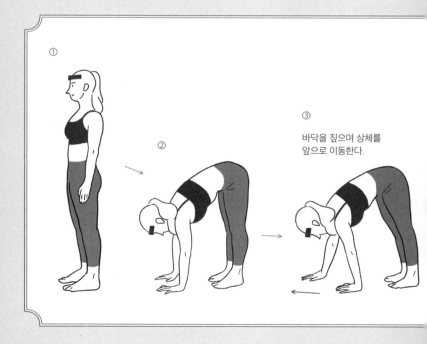

① ② ③ 바닥을 짚으며 상체를 앞으로 이동한다.

일단 21일만 운동해보기로 했습니다

Step 2. 호흡을 들이마시며 양팔을 머리 위로 들어올리고 내쉬면서 매트에 양 손바닥을 짚는다. 이때 무릎은 완전히 접지 않고 살짝만 구부려 허벅지 뒤쪽과 종아리가 늘려지도록 한다.

Step 3. 양다리는 매트에 고정시킨 채, 매트 앞 부분까지 바닥을 짚으며 두 손으로 걸어간다. 이때 골반, 몸통이 흔들리지 않도록 코어에 힘을 준다.

Step 4-5-6. 머리부터 발끝까지 일직선이 되는 플랭크 자세를 1-2초간 유지하고 다시 두 손으로 걸어 제자리로 돌아온다. 배꼽을 천장으로 당겨 허리가 매트 방향으로 떨어지지 않도록 주의한다.

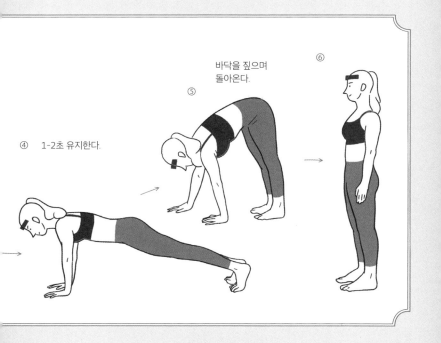

바닥을 짚으며
돌아온다.

⑥

⑤

④　1-2초 유지한다.

• 마운틴 클라이머 •

산을 기어오르는 모습을 연상시키는 동작이다. 코어 강화에 효과적인 동작으로, 유산소 운동 효과도 있으며 기본적인 상체의 힘도 길러진다.

Step 1. 양팔을 어깨 넓이로 벌리고 엎드려 머리부터 발끝까지 일직선이 되도록 유지하는 플랭크 자세에서 시작한다. 바닥 짚은 손끝은 살짝 바깥을 향하도록 하고 양어깨를 뒤로 말아 넘기는 느낌으로 펴되, 어깨가 귀에서 멀어지도록 유지한다. 배꼽을 천장으로 밀어 올리는 듯한 느낌으로 코어에 힘을 준다.

Step 2. 한 다리를 떼어 코어의 힘을 이용해 무릎을 가슴으로 끌어당기며 호흡을 내쉰다. 이때 골반이 비뚤어지지 않도록 주의한다.

Step 3. 호흡을 들이마시며 천천히 다리를 제자리에 놓는다. 다른 쪽 다리도 코어의 힘을 사용해 무릎을 가슴으로 끌고 왔다가 제자리에 놓는다. 엎드려서 제자리뛰기를 하듯 두 다리를 번갈아 동작을 반복한다.

일단 21일만 운동해보기로 했습니다

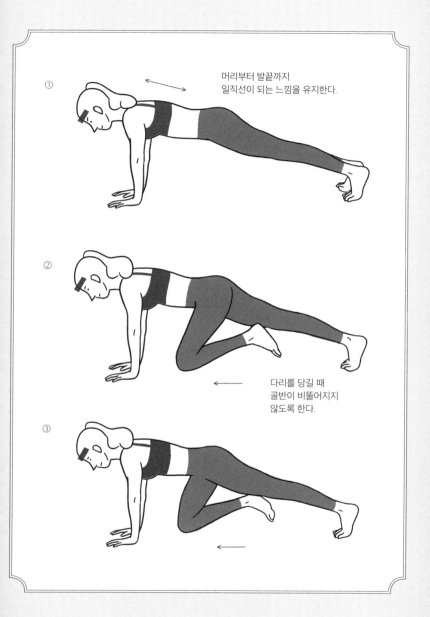

① 머리부터 발끝까지
일직선이 되는 느낌을 유지한다.

②

다리를 당길 때
골반이 비뚤어지지
않도록 한다.

③

• 버피 •

체지방 감량, 근력 증가, 체력 증진에 두루두루 굉장히 효과 좋은 전신운동이다. 여러 번 연속해서 하면 굉장히 힘이 들어 일명 '악마의 운동'이라고도 불리는데, 코어에 기본적인 힘이 생기면 한결 수월해진다.

Step 1. 매트 앞에서 시작한다. 골반 너비로 다리를 벌리고 편하게 선 상태에서 어깨가 올라가지 않도록 뒤로 말아 넘겨 가슴을 펴고 코어에 힘을 준다. 호흡을 들이마시며 양팔을 머리 위로 들어올린다.

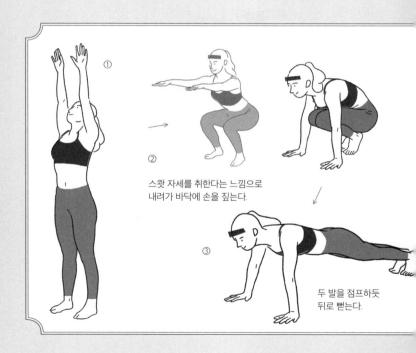

① ②

스쾃 자세를 취한다는 느낌으로
내려가 바닥에 손을 짚는다.

③

두 발을 점프하듯
뒤로 뻗는다.

일단 21일만 운동해보기로 했습니다

Step 2. 숨을 내쉬면서 스쾃 자세로 내려가 매트에 양 손바닥을 짚는다.

Step 3. 양다리를 동시에 점프하듯 뒤로 뻗어 플랭크 자세로 양 발가락을 매트에 사뿐히 놓고 머리에서 발끝까지 일직선이 유지되도록 한다. 이때 배꼽을 천장으로 끌어당긴다는 느낌으로 코어 힘을 쓰면서, 허리가 처지지 않도록 주의한다.

Step 4-5. 코어와 상체의 힘으로 한 번에 점프하여 제자리로 돌아온 후, 허리를 펴고 처음 자세로 선다. 마지막으로 제자리에서 점프하는 동작을 더하면 유산소 운동 효과를 극대화시킬 수 있다.

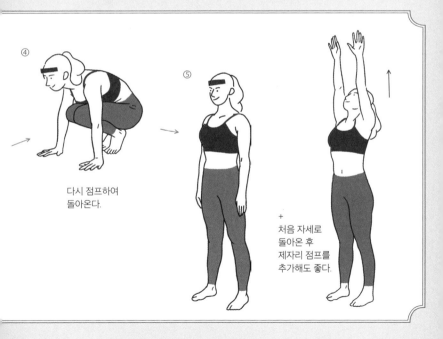

다시 점프하여
돌아온다.

+
처음 자세로
돌아온 후
제자리 점프를
추가해도 좋다.

1. 캣 카우

거북목, 굽은 등 허리통증 개선에 효과적이며 고양이 자세, 소 자세라고도 한다.

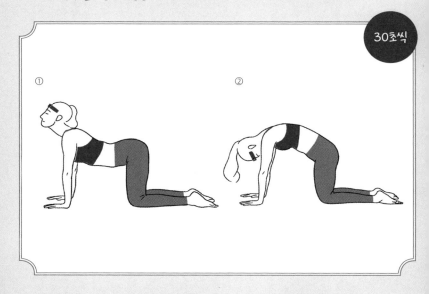

30초씩

Step 1. 양손이 어깨 밑으로 오도록 매트에 놓은 후 양 무릎이 골반 아래로 오도록 위치한다. 호흡을 들이마시며 배꼽을 매트 방향으로 내리고 시선은 천장을 바라본다. (30초 유지)

Step 2. 호흡을 내쉬며 시선을 바닥으로 향하고 배꼽을 천장으로 끌어올리며 척추를 말아 올린다. (30초 유지)

Step 3. 천천히 호흡과 함께 두 동작을 반복하되, 어깨가 올라가지 않도록 주의한다.

일단 21일만 운동해보기로 했습니다

2. 라잉 햄스트링 스트레칭

뻣뻣한 허벅지 뒤 근육을 풀어주는 데 효과적이다.

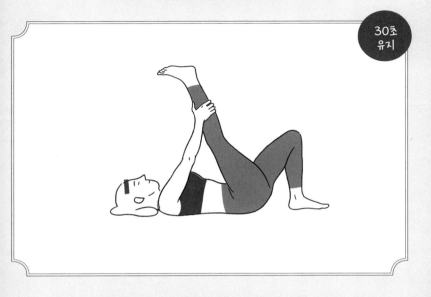

30초
유지

Step 1. 매트에 등을 대고 누운 상태에서 두 발을 바닥에 대고 양 무릎을 세워둔다.

Step 2. 한쪽 다리를 수직으로 들어 올린다. 이때 든 다리의 무릎은 살짝만 굽힌다.

Step 3. 들어 올린 다리의 종아리를 손으로 잡아 가슴 가까이로 끌어당긴다. 유연성이 부족하면 발바닥에 수건을 걸어 당기도록 한다. (30초 유지)

Step 4. 호흡과 함께 천천히 든 무릎을 접었다 폈다 허벅지 뒤쪽 근육을 늘려준다. 다른 쪽 다리도 같은 방법으로 한다.

3. 라잉 피겨 4

뻣뻣한 엉덩이, 고관절 근육을 풀어주는 데 효과적이다.

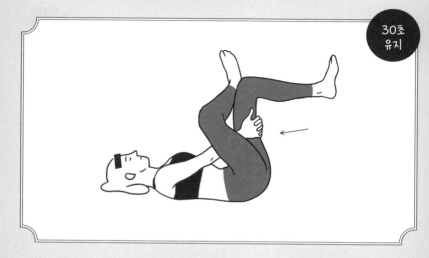

30초
유지

Step 1. 매트에 등을 대고 누운 상태에서 두 발을 들어 양 무릎을 90도로 굽힌다.

Step 2. 왼쪽 발목을 오른쪽 허벅지 위로 가져온다.

Step 3. 양손을 들려 있는 오른쪽 다리 허벅지 아래로 넣어 천천히 호흡을 내쉬며 무릎을 가슴으로 당겨 온다. 머리와 목은 편안하게 매트에 둔 상태에서 허벅지 위로 크로스되어 있는 다리의 무릎은 몸통에서 멀어지도록 유지한다. (30초 유지)

Step 4. 천천히 호흡하며 엉덩이 옆 근육을 늘려준 후 반대쪽도 같은 방법으로 실시한다.

일단 21일만 운동해보기로 했습니다

4. 척추 트위스트

허리의 근육을 풀어주고 골반과 엉덩이 근육을 늘려준다.

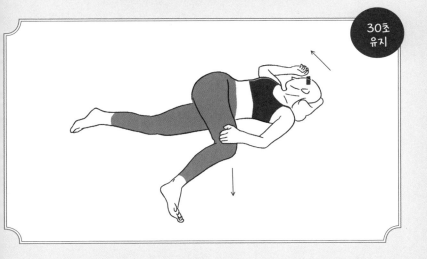

30초 유지

Step 1. 매트에 등을 대고 바르게 누워서 왼쪽 다리는 매트에 붙인 채 오른쪽 다리를 가슴으로 가져온다.

Step 2. 호흡을 내쉬며 오른쪽 무릎을 몸통 왼편으로 보내어 매트에 놓는다. 이때 왼쪽 손을 이용해 오른쪽 무릎을 살며시 눌러 늘린다.

Step 3. 척추를 비튼 상태를 유지하며 시선은 오른쪽으로 보내면서 견갑골이 매트에서 떨어지지 않도록 지긋이 매트 방향으로 누른다. 이때 견갑골이 위로 올라가지 않게 어깨가 귀에서 멀어지도록 한다. 반대쪽도 같은 방법으로 한다. (30초 유지)

몇 번씩 해야 할까?

운동을 할 때 많이 하는 질문 중 하나가 '몇 번을 하는가'이다. 운동 목적에 따라 횟수는 변할 수 있는데 예를 들어 근지구력을 높이기 위해서는 무게는 가볍게 하되 횟수나 시간을 길게 하는 것이 보편적이다. 반면, 근파워를 높이기 위해서는 운동의 횟수는 1RM_{Repetition Maximum}(한 번에 들 수 있는 최대 무게)의 향상을 목표로 하기 때문에 무게는 무겁게, 운동의 횟수는 적어진다. 하지만 이것에 앞서 지켜져야 할 것이 있는데 바로 올바른 자세로 동작을 수행하는 것이다. 동작이 제대로 나오지 않고서는 아무리 많은 무게를 혹은 아무리 오랜 시간 동안 운동을 한다 해도 의미가 없고 오히려 부상의 위험이 높아진다.

집에서 홈트를 하는 경우 또한 정확한 자세로 동작을 수행하는 것이 몇 개를 했는가보다 더 중요하다. 거울을 보며 자세가 제대로 되었는지 수시로 확인하자. 운동을 처음 시작하고 체력이 딸려 10회를 채우지 못한다면, 억지로 횟수를 채우기 보다는 정확한 자세로 동작을 수행하는 데 집중해야 한다. 10회를 기준으로 시작해보되, 힘이 들어서 정확한 자세가 나오지 않는다면 몇 개 더 빼면서 자신에게 맞게 운동 강도를 조절할 수 있다.

고민수가 추천하는 21일 미니멀 운동 스케줄

다음 페이지에는 앞에서 소개한 운동들을 조합해 10분 정도 운동할 수 있도록 일일 운동 스케줄을 준비했다. 동작별로 5회부터 시작해서 21일 후 10회를 할 수 있도록 짜여져 있으니 각자의 운동 수준에 맞게 횟수를 조절해볼 수도 있다.

이 책 맨 뒤에도 21일간의 일일 운동 표를 달력 형태로 따로 만들어두었으니, 잘라내어 21일 동안 달성한 목표에 표시를 해보면 좋을 것이다. 첫 21일의 운동 표에 표시를 다 하고 나면, 그 뒷장에 있는 비어 있는 운동 표에 스스로 운동 계획을 세워 적은 후 다시 21일 운동을 하면 한결 빠르게 운동 습관이 몸에 붙을 것이다.

오늘부터라도 좋다. 이제 운동을 시작해보자. 21일간 매일매일 운동하며 읽을 수 있도록 건강한 삶에 도움이 될 내용을 담은 21개의 글을 준비했다. 한번에 쭉 읽어도 상관없고, 그날의 운동을 하기 전이나 한 후에 하나씩 읽어가도 좋다.

21일간의 일일 운동표	
Day 1	핸드 워킹 5회 / 스콧 5회 / 1단계 푸시업 5회 싱글 레그 데드리프트 5회(한쪽당)
Day 2	마운틴 클라이머 5회(양발 왕복시 1회) 런지 5회(한쪽당)/ 1단계 푸시업 6회 / 버피 5회
Day 3	핸드 워킹 5회 / 스콧 5회 / 1단계 푸시업 7회 싱글 레그 데드리프트 5회(한쪽당)
Day 4	마운틴 클라이머 5회(양발 왕복시 1회) 런지 5회(한쪽당) / 1단계 푸시업 8회 / 버피 5회
Day 5	핸드 워킹 6회 / 스콧 5회 / 1단계 푸시업 9회 싱글 레그 데드리프트 6회(한쪽당)
Day 6	마운틴 클라이머 6회(양발 왕복시 1회) 런지 6회(한쪽당) / 1단계 푸시업 10회 / 버피 6회
Day 7	스트레칭 4가지 2세트
Day 8	핸드 워킹 6회 / 스콧 6회 / 2단계 푸시업 5회 싱글 레그 데드리프트 6회(한쪽당)
Day 9	마운틴 클라이머 6회(양발 왕복시 1회) / 런지 6회(한쪽당) 2단계 푸시업 6회 / 버피 6회
Day 10	핸드 워킹 7회 / 스콧 7회 / 2단계 푸시업 7회 싱글 레그 데드리프트 7회(한쪽당)
Day 11	마운틴 클라이머 7회(양발 왕복시 1회) 런지 7회(한쪽당) / 2단계 푸시업 8회 / 버피 7회

일단 21일만 운동해보기로 했습니다

21일 간의 일일 운동표	
Day 12	핸드 워킹 7회 / 스쾃 7회 / 2단계 푸시업 9회 싱글 레그 데드리프트 7회(한쪽당)
Day 13	마운틴 클라이머 7회(양발 왕복시 1회) / 런지 7회(한쪽당) 2단계 푸시업 10회 / 버피 7회
Day 14	스트레칭 4가지 2세트
Day 15	핸드 워킹 8회 / 스쾃 8회 / 3단계 푸시업 5회 싱글 레그 데드리프트 8회(한쪽당)
Day 16	마운틴 클라이머 8회(양발 왕복시 1회) / 런지 8회(한쪽당) 3단계 푸시업 6회 / 버피 8회
Day 17	핸드 워킹 9회 / 스쾃 9회 / 3단계 푸시업 7회 싱글 레그 데드리프트 9회(한쪽당)
Day 18	마운틴 클라이머 9회(양발 왕복시 1회) / 런지 9회(한쪽당) 3단계 푸시업 8회 / 버피 9회
Day 19	핸드 워킹 10회 / 스쾃 10회 / 3단계 푸시업 9회 싱글 레그 데드리프트 10회(한쪽당)
Day 20	마운틴 클라이머 10회(양발 왕복시 1회) 런지 10회(한쪽당)/ 3단계 푸시업 10회 / 버피 10회
Day 21	스트레칭 4가지 2세트

* 런지와 싱글 레그 데드리프트는 한쪽 다리를 5회씩 하라는 뜻이며, 양쪽
  을 다 하면 두 배의 횟수가 된다.
* 마운틴 클라이머는 양쪽 다리를 모두 왕복해야 1회로 친다.
*1단계, 2단계, 3단계 푸시업 하는 방법은 96쪽을 참조하라.

21일 운동 습관
시스템 세우기

나만의 운동 노트
: 목표 편

오늘의 10분 운동	핸드 워킹 5회 / 스콰 5회
Day 1	1단계 푸시업 5회
	싱글 레그 데드리프트 5회(한쪽당)

첫 번째 날이다. 이제 운동을 시작하려는 당신이 꼭 해야
하는 일이 있다. 노트 한 권을 준비하는 것이다.

베스트셀러 작가이자 자기 계발 동기부여의 대표 주자인
토니 로빈스는 성공을 하기 위해선 목표를 손으로 적는 것이
중요하다고 강조한다.

"성공은 80퍼센트의 정신적인 것과 20퍼센트의 전략이다.
목표를 적되 컴퓨터가 아니라 직접 손으로 적어야 한다."

이루고자 하는 목표를 손으로 적는 행동은 미래를 생각하
게 하고 현실의 두려움에서 멀어지게 하여 목표를 이루는 데
도움을 준다. 그는 목표를 적고 난 후에는 그것이 나에게 얼

마나 중요한 것인지 어떻게 나의 인생을 바꿀 수 있는지에 대해 답해보라고 한다.

목표를 이루기 위해 적는 것만큼 중요한 것은 바로 그것을 이룰 수 있다는 '확신'이다. 그리고 토니 로빈스의 말처럼 확신과 함께 그것을 이루고 난 후의 성공에 대해 상상하는 것이 중요하다.

피트니스 센터에서 1:1 트레이닝을 위해 상담을 할 때 가장 먼저 묻는 것이 '운동 목적'이다. "왜 운동을 하려 하세요?"라고 물으면 대부분의 사람들은 '살 빼려고요', '체력이 딸려서요' 혹은 '건강해지려고요'라고 대답한다. 물론 이 대답이 잘못된 대답은 아니다. 하지만 이것은 이루고자 하는 결과물이지 내가 왜 운동을 하고자 하는지에 대한 '진정한 이유'가 아니다. 나는 이것을 '진짜 이유'라고 부른다.

'지피기지면 백전백승', 적을 알고 나를 알면 백 번 싸워도 백 번 이길 수 있다는 말이다. 즉 성공하는 21일 루틴을 위해서 가장 먼저 해야 할 것은 바로 '나'를 아는 것이다. 평생 다이어트를 하지 않는 비법이 하나 있다면 바로 건강한 생활 습관을 만드는 것이다. 그리고 건강한 생활 습관을 만들기 위해서는 '내가 왜 운동을 하고자 하는지'에 관한 진짜 이유를 찾아야만 한다.

　진짜 이유를 알기 위해서는 내가 원하는 것이 무엇인지 그리고 왜 그것을 원하는지를 아는 것이 중요하다. '나는 왜 살을 빼려 하는가?', '나는 왜 체력을 길러야 하는가?', '나는 왜 건강해져야 하는가?'라는 질문들에 궁극적인 대답이 필요하다. 그렇게 이어지는 질문에 대답을 해나가다 보면 내 최종적인 목표가 나온 '진짜 이유'를 알게 된다.

　2014년 가을, 마음가짐의 중요성에 대해 이야기하는 〈여자여 운동하라〉 멘탈 강의에 온 20대 초반의 여자분이 있었다. 그녀는 취업 준비 중 스트레스 때문에 갑자기 살이 찌고 나서 남자친구가 자신을 떠났는데, 헤어진 지 얼마 지나지 않아 SNS를 통해 그가 날씬한 새 여친과 함께 있는 모습을 보고 충격을 받아 운동을 시작하게 되었다고 했다. 처음에는 화가 나서 운동을 시작했는데 운동을 하다 보니 기분이 좋아지고 자연스레 살도 빠졌으며 체력도 좋아져서 오히려 운동을 시작하도록 계기를 만들어준 예전 남자친구가 고마울 정도라고 했다. 지금은 운동을 하는 목적이 '나이가 들어서도 지금처럼 즐겁게 인생을 즐기기 위해'라고 하는데 이것이 바로 그녀가 운동하는 진짜 이유다. 이렇게 진짜 이유가 확실하니 "해야만 하는 운동"이 아니라 "하고 싶은 운동"을 하게 되고 작심삼일 또는 실패로 오는 요요를 걱정할 이유가 없어졌다. 거기다 함께 운동을 즐길 수 있는 멋진 새 남자친구까지 생겼다고 하니 역시 모든 일에는 일어나야 하는 이유가 있나 보다.

나 역시 그렇게 노트에 나의 목표를 적으며 운동을 해왔다. 비키니 챔피언이 되겠다는 목표도 물론 운동 노트에 적었다. 보디빌딩 대회를 준비하면서 딱 한 가지만 생각하며 운동을 했는데 바로 '챔피언이 되겠다'는 생각이었다. 바쁜 일정과 마지막 훈련까지 마치고 녹초가 되어 집에 돌아오면, 매일 밤 자기 전 챔피언이 되는 순간을 상상했다. 그리고 매일 아침 거울 속의 나를 보며 '나는 챔피언이야'라고 되새겼다.

비키니 챔피언이 되자 내가 꿈꿔온 대로 '피트니스 모델'이 되었다. 얼마 지나지 않아 나는 오스틴에서 열린 피트니스 패션쇼에 초청되었고, 미스 피트니스 올림피아에서 여덟 차례나 우승한 아델라 가르시아 같은 유명한 피트니스 선수들과 함께 무대에 오를 수 있게 되었다. 비키니 챔피언이 되는 것과 피트니스 모델이 되는 것. 두 가지의 꿈이 현실이 되자 나의 미션 '대한민국에 건강한 아름다움을 전파하자'를 이루기 위한 다음 목표를 적어 내려가기 시작했다.

'비키니 프로 카드 획득'

'피트니스 잡지 표지 모델'

'운동 동기부여 책 출간'

'동기부여 멘탈 강의'

나의 궁극적인 목표를 이루기 위해 거쳐야 하는 과정들을 하나하나 적어 내려가며 어떻게 다음의 것들을 이룰지에 대한 게임 플랜을 짜기 시작했다. 이렇게 적어 내려갈수록 내가 원하는 것을 이루고자 하는 열망이 점점 더 커지는 것을 느낄 수 있었다.

주기적으로 목표를 설정하고(노트에 적고), 이루고자 한 결과를 머릿속에 상상하면서(시각화), 열정적으로 '나는 할 수 있다', '될 것이다'라고 말하면(자기 암시), 이 과정이 뇌의 뉴런을 물리적으로 변화시키고 나의 잠재의식이 그것을 이루기 위해 집중한다는 것을 증명하는 연구 결과를 여러 신경 과학자들이 속속 발표했다.

우리 뇌에는 수십 억 가지의 정보, 자극 및 데이터가 신체의 모든 감각을 통해 전달되는데, 이때 잠재의식과 의식 사이에서 어떤 정보를 뇌로 보내고 무시할지 결정하는 필터 역할을 하는 것이 망상활성계Reticular Activating System, RAS 이다. 망상활성계는 지금 중요시하는 생각을 강화하는 정보를 우선적으로 알아보거나 선별하기 때문에 현재 내가 믿거나 집중하는 것을 이룰 수 있도록 도와준다. 예를 들어 다음 주 프리젠테이션을 하기 위해 준비 중인 사람이라면, 망상활성계는 자동으로 성공적인 프리젠테이션을 해내기 위해 필요한 생각들을 걸러내기 시작한다. 이를테면 목표 달성을 도울 수 있는 사람이나, 기억에 남는 스피치를 위해 필요한 것, 기회 등에 대한 정보가 모두 포함된다. 또는 한강과 남산이 보이는 집을 사는 것이 목표라면, 망상활성계는 같은 방식으로 그 집을 얻는 데 도움이 되는 생각들을 자동적으로 걸러내어 전달한다. 즉 내가 이루고자 하는 목표를 가장 중요한 것으로 설정하고 끊임없이 생각하면 그것을 이루기 위한 잠재의식이 더 활성화된다는 것이다. 그렇기 때문에 꿈을 이루기 위해선 목표를 작성하고, 목표를 이룬 후의 성취감을 감각화하고, 매 순간 그것을 이룰 수 있다고 확신하는 것이 중요하다. 이것을 실제로 할 경우 잠재의식이 현재 자신에게 중요한 것에 집중할 수 있고, 생각이 곧 현실로 이어지는 것이다.

꿈이 현실이 되도록 뇌세포를 각인시킨다는 것. 이 얼마나 멋진 일인가? 뜨거운 열정과 간절함이 믿음이 되고 시각화될 때 우리는 '성공'이라는 새로운 신경회로를 형성하는 것이다.

운동을 하게 되면서, 운동이 가져오는 육체적, 정신적, 감정적 변화로 인해 나는 물론 다른 많은 이들의 인생이 긍정적으로 변하는 것을 경험했다. 미국에 와서 얼떨결에 운동을 시작하고 또 가르치면서, 건강한 신체로부터 행복한 삶이 시작됨을 깨닫게 되었다. 그리고 이 '비밀'을 다른 사람들과 함께 나누고 싶었다. 그렇게 '모티베이터' 고민수가 탄생했고 나의 사명은 '건강한 라이프 스타일 전파하기'가 되었다. 그리고 이것이 바로 내가 15년째 운동을 계속 하고 있는 '진짜 이유'다.

펜을 들고 한번 적어보자. 내가 운동하려는 진짜 이유가 무엇인지. 내가 운동을 하려는 진짜 이유를 찾게 되면 운동을 포기하고 싶은 순간이 오더라도 쉽게 포기하지 못하게 될 테니 말이다.

목표를 적었는가? 그럼 오늘의 운동을 하자.

나만의 운동 노트
: 기록편

~~~~~~~~~~~~~~~~~~~~~~~~~~~

오늘의 10분 운동   마운틴 클라이머 5회 (양발 왕복시 1회)

Day 2   런지 5회 (한쪽당)/ 1단계 푸시업 6회

                 버피 5회

저명한 경영학자 피터 드러커는 이런 명언을 남겼다.

측정되어야만 발전할 수 있다.

What gets measured gets improved.

지금보다 더 나아지기 위해서는 내가 현재 어느 정도인지, 어떻게 달라지고 있는지 알아야 한다는 말이다. 피터 드러커는 성공적인 경영 관리 시스템을 위한 비즈니스 개념을 말한 것이지만, 이것은 몸을 만들기 위해서나 건강을 챙기기 위해서도 중요한 개념이다.

어제 나만의 운동 노트를 만들어 목표를 적고 운동 계획을 세웠을 것이다. 이제 기록에 대해 이야기해보겠다. 내가 3개월 이상의 기간 동안 진행되는 단체 운동을 가르치면서 가장 흥미로웠던 사실은 운동을 시작할 무렵의 행동 몇 가지를 보면 누가 끝까지 노력하여 목표를 달성할지, 누가 중간에 포기하거나 별다른 성과 없이 시간을 보낼지 알 수 있다는 것이었다. 너무나 당연한 이야기지만 수업 참여도나 수업 도착 시간, 운동복을 입고 운동화를 신었는지 개인 물통 등 준비물을 잘 챙겼는지 등을 보면 운동 시작 일주일 만에도 3개월 후 어떤 결과가 나올지 대략 짐작이 간다.

그만큼 마음가짐, 자세가 중요하다는 것인데 그렇기 때문에 내가 진행하는 수업 첫날에는 운동 대신 가장 근본적이면서도 중요한 것들에 대해 이야기를 나눈다. 먼저 운동을 통해서 원하는 목표가 무엇인지 이야기를 나눈 후, 그것을 달성하기 위해서 가장 필수적인 두 가지 항목에 대해 말한다. 첫째, 내가 운동을 시작하려는 '진짜 이유'가 무엇인지 알아야 한다는 것과 둘째, '기록하기'이다.

몸의 변화를 보기 가장 좋은 방법은 소위 '눈바디'라 부르는 것인데, 시간의 흐름에 따른 몸의 변화를 비교하기 위해서 운동 시작 전 나의 모습을 사진으로 찍는 것이 중요하다. 하지만 몸의 변화가 눈으로 보이기까지는 어느 정도 시간이 걸리기 때문에 특히 운동을 처음 시작하는 사람이라면 운동과 식단 일지를 작성하는 것이 도움이 된다.

'운동, 그냥 하면 되지 굳이 적어야 할 필요가 있겠어?'

요즘은 여기저기서 운동 일지를 작성하라는 조언을 흔히 볼 수 있기 때문에 많은 사람들이 이미 아는 요령이라 생각하고 대수롭지 않게 여기기도 한다. 하지만 운동을 가르치는 사람으로서 말하건대 이 과정은 생각보다 매우 중요하다. 14년 동안 운동을 가르치면서 꾸준히 일지를 적은 사람 중 자신이 원하는 목표를 달성하지 못한 사람을 본 적이 없다. '기록한다'는 것은 곧 '실행했다'는 것을 말한다. 앞에서 토니 로빈스가 말한 것처럼 성공하기 위해선 목표를 손으로 적는 것이 중요한데, 목표를 이루기 위해선 반드시 실행 과정이 필요하다. 운동과 식단 일지를 작성하면 현재 자신의 문제점이 무엇인지 눈으로 확인할 수 있고, 현실적인 목표 설정 및 장기적인 목표를 세우는 데도 도움이 될뿐더러, "했다"는 성취감을 주어 스스로 동기부여를 하기도 좋다. 슬럼프가 왔을 때에도, 지금까지 자신이 해온 것들을 돌아보며 힘을 낼 수 있다. 이렇듯 자기행동 관찰을 통해 결과가 아니라 과정에 집중하다 보면 현재를 더 즐길 수 있고(때론 극복할 수 있고), 더 좋은 결과를 얻게 된다.

"저는 물만 먹어도 살이 쪄요." 이렇게 말하는 사람들에게 하루에 먹는 것을 적어보라고 하면 식사는 하루 한 끼 정도만 대충 때우고, 달달한 군것질을 자주 하는 것을 볼 수 있다. 우리는 생각보다 잘 못 챙겨 먹고, 생각보다 물을 마시지 않는다. 운동 또한 마찬가지다. 어떤 운동을 언제 얼마나 했는지 적기 시작하면 생각보다 들인 시간에 비해 한 것이 별로 없거나, 변화 없이 매일 같은 운동만 반복해왔다는 것을 알 수 있다. 일지를 적으면 이러한 문제점을 발견하기가 쉬울 뿐 아니라 운동 레벨을 향상시키는 데도 도움이 된다.

기록을 할 때에는 최대한 자세하게 적는 것이 효과적이다. 아무리 건강에 좋은 음식이라 해도 먹고 에너지원으로 쓰이지 않게 되면 체내에 지방으로 저장되어 건강을 해칠 수 있다. 그러므로 식단 일지를 작성할 때에도 구체적으로 무엇을 얼마나 언제 먹었는지까지 상세히 적는 것이 좋다. 끼니마다 양을 재서 먹는 것은 꽤나 부담될 수 있지만, 그릇이나 컵을 이용해서 할당량을 정해놓으면 먹는 양을 조절하기 쉽다. 예를 들어 견과류는 영양소가 풍부하나 칼로리가 높기 때문에 하루 한줌 정도로 양을 정해두고 먹도록 한다. '맛만 봐야지' 하고 시작한 포테이토칩을 전부 뚝딱 한 기억이 누구나 있을 것이다. 먹는 게 잘못이 아니다. 많이 먹는 게 문제다.

특히 여자들의 경우 생리 전 증후군으로 다이어트 시 고생하는 경우가 많이 있는데, 나 또한 생리 시작 일주일 전 폭발하는 식욕과 우울감으로 고생을 많이 했다. 일지에 운동, 식단과 함께 이런 컨디션과 감정의 변화까지 함께 적으니 주기적인 신체 변화의 일정한 패턴을 발견하게 되고, 생리 전 증후군 때 오는 '예민함'을 좀 더 여유 있게 받아들이며 내 나름의 대책을 세우게 되었다. 생리 전에는 호르몬의 변화로 먹어도 먹어도 계속 당기기 때문에, 그냥 먹되 고삐 풀린 망아지마냥 아무거나 먹지는 않고 먹어도 되는 것(건강한 음식) 중에서 양을 늘렸다. 생리통이 심한 첫째 날은 운동을 쉬거나 가볍게 걷기 또는 스트레칭 정도만 하고, 생리가 끝나가는 황금기에는 더욱 신나게 운동을 한다. 자신의 컨디션에 맞춰 탄력적으로 운동하는 것이 즐겁게 오래 운동하는 비결이다. 이런 비결을 일지 작성을 통해서 체득하는 것이다.

일지를 작성하다 보면 나중에는 자신만의 시스템이 만들

어져 기록하지 않아도 되는 때가 찾아온다. 말 그대로 피트니스가 생활화되는 것이다. 남들이 다이어트식이라 부르는 음식이 일반식이 되고, 운동을 안 하면 도리어 몸이 쑤시기 시작한다. 하지만 나는 지금도 운동 일지와 더불어 하루 한 줄 '오늘의 하이라이트'를 손으로 기록하고 있다. 하루를 마치면서 감사한 것들을 생각하고, 다음 날 꼭 해야 하는 중요한 일 세 가지를 적는다. 감사함은 오늘을 좀 더 행복하게 만들어 주고, 다음 날 해야 할 일을 적으면 내일을 기대하게 만드는 활력소가 된다.

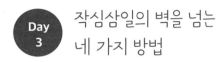

작심삼일의 벽을 넘는 네 가지 방법

Day 3

마의 3일째다. 항상 '작심삼일'인 사람들을 위해 꾸준히 계속하는 법에 대해 이야기해보겠다.

확고한 이유를 가지고 있고, 명확한 게임 플랜이 있어도 매일 꾸준히 실행에 옮기는 것은 여간 어려운 일이 아니다. 적어도 거짓말을 하지 않는 게 몸인지라 운동한 만큼 노력한 결과가 확실히 나타나는 것도 없다. 하지만 생각보다 변화가 느리게 보일 수 있다. 대다수의 '다이어터'들이 운동을 포기하는 이유가 바로 이런 이유에서일 것이다.

"운동도 하고 식단도 지키는데 왜 전 살이 빠지지 않죠?"

이럴 때마다 내가 하는 말이 있다.

"제대로 운동하고 제대로 식단도 지킨다면 분명히 변하고 있는 거예요. 계속 해보세요."

오늘 하루를 제대로 보내고 있다면, 미래에 대해 걱정할 필요가 없다. 공들인 노력은 반드시 '더 나은 모습'을 선물로 주기 때문이다. 변화가 금방 보이지 않아 초조하다면 꾸준히 운동하기 위해 내가 쓴 네 가지 방법을 추천한다.

1. 나에게 주는 선물

하루, 일주일, 21일, 한 달 목표를 정하고 실행을 했을 때 기대할 수 있는 선물을 준비한다. 나는 수시로 달달한 게 당기던 운동 초보자 시절에 운동을 마친 후에만 초코우유를 마실 수 있는 특권을 내게 주었다. 정말 별거 아니지만 '운동이 끝나면 초코우유를 마실 수 있어!'라는 생각에 어떤 날은 초코우유를 마시기 위해 운동을 하기도 했다. 자신이 너무 좋아하는 음식이 있는데 못 먹어서 스트레스 받기보다는 운동을 한 나에게 주는 포상으로 정하는 것도 나쁘지 않다. 스트레스를 받아 스트레스 호르몬인 코르티솔의 수치가 올라가면 지방이 빠지지 않고 되려 축적되기 때문이다. 한 달 동안 꾸준히 나와의 약속을 지킨 후에는 예쁜 운동복이나 발 마사지 등 건강한 라이프 스타일에 도움이 되는 것들을 나에게 선물해주었다. 운동용 헤어밴드나 블루투스 이어폰 등 뭔가 새로운 것, 예쁜 것을 나에게 선물하며 계속 운동을 하고 싶게 동기부여를 하는 비법이다. 꼭 운동과 관련된 것이 아니더라도, 그동안 갖고 싶었던 것, 자신에게 동기부여가 될 수 있는 것이라면 효과적이다.

2. 편하되 몸이 드러나는 운동복 입기

운동할 때 자신의 몸이 못마땅하고 보기 싫어서 헐렁한 옷을 입는 사람들이 많다. 옷으로 가린다고 실체가 가려지는 것은 아니다. 오히려 나의 흘러내리는 뱃살을 직시할 줄 아는 용기 있는 사람만이 변화를 위한 첫걸음을 내딛을 수 있다.

몸매가 잘 드러나는 운동복을 입고 운동을 하면 처음에는 튀어나온 살들 때문에 신경이 쓰일 수 있지만, 그것을 최대한 빨리 극복하기 위해서라도 열심히 운동하는 계기를 만들어준다. 시간이 지나면서 헐렁해지는 옷을 보며 더 자극받고 운동할 수 있다. 뿐만 아니라 몸이 드러나는 옷을 입고 운동을 하면 근육의 움직임이나 운동 자세가 똑바른지 쉽게 확인할 수 있다.

일단 21일만 운동해보기로 했습니다

핏이 예쁜 운동복을 입고 거울 앞에 서면 어느 순간 피트니스 모델이 된 것마냥 나도 모를 자신감이 생겨난다. 운동을 하며 점점 달라지는 내 모습을 보게 되면 운동에 대한 욕구가 점점 늘어날 것이다.

3. 내가 바꿀 수 없는 문제라면 머릿속에서 치워라

마음잡고 운동 좀 하려 했더니 이런 생각만 들 때가 있다. '가슴이 너무 작네', '다리가 조금만 길었더라면', '어깨가 너무 넓어서' 같은 문제를 놓고 고민하는 사람들을 많이 만난다. 문제는 해결하라고 있는 거지만 내가 해결할 수 없는 것이라면 일찍 손을 떼는 게 좋다. 나도 비키니 대회를 준비할 때 이런 문제에 부닥쳤다. '유전적 특성상 내 신체 구조로 비키니 대회에서 우승한다는 것은 말이 안 돼. 가슴은 작고 골반도 좁아. 좁은 골반 덕분에 정면에서 보면 허리가 통짜로 보여.' 신체의 심미적 비율을 중시하는 비키니 대회에서 가슴이 작거나 골반이 좁은 것은 치명적이다. 하지만 타고난 내 골반을 넓힐 수는 없었기에 대신 하체 근육을 키우는 데 집중했다. 무대에서 내 모습이 가장 빛날 수 있도록, 내 약점을 보완하는 대신 내 강점을 더 부각시킬 방법을 찾기 위해 연구

했다. 내게 없는 것을 가지고 불평하지 말 것. 내가 통제할 수 있는 것에 집중하는 것이 성공으로 한 걸음 더 빨리 다가갈 수 있는 지름길이다.

4. '자극 사진' 고를 땐 나에게 맞는 롤 모델 찾기

운동을 시작하면서 롤 모델을 정하라는 말을 많이 듣는다. 그러면 많은 사람들이 빅토리아 시크릿 모델 사진을 핸드폰 스크린에 저장하며 "이렇게 될 때까지 열심히 해야지!"하고 다짐한다. 하루 이틀 사흘. 백 날 열심히 해도 사진 속의 모델처럼 될 기미는 1도 없다. 얼마 지나지 않아 저렇게 되기 위해선 다시 태어나야 한다는 것을 느끼며 자괴감에 빠지게 된다.

어디서 많이 듣던 이야기일 것이다! 롤 모델이 있는 것은 굉장히 바람직하다. 사진 속 모델을 보면서 '으샤으샤' 운동하고자 하는 욕구를 불러 일으킬 수 있기 때문이다. 하지만 우리에겐 현실에 맞는 롤 모델을 찾는 게 필요하다. 163센티미터 58킬로그램의 대한민국 평균 여자 사람이 175센티미터 45킬로그램의 러시안 바비 인형을 따라갈 수는 없는 법이다.

최고의 롤 모델을 찾기 위해선 먼저 자신의 체형을 이해하는 것이 필요하다. 아니, 자신을 있는 그대로 받아들이는 시간이 필요하다. 그리고 나서 나와 체형이나 생활 방식이 비슷한 사람 중 내가 닮고자 하는 사람을 찾는 것이 중요하다. 그런 사람을 발견하면, 생각보다 성공이 멀리 있지 않다는 사실이 굉장히 반갑다.

실현 가능한 롤 모델을 찾았다면, 그냥 천천히 조금씩 꾸준히 계획을 실행하면 되는 것이다. '뚜렷한 목표'를 세워 '구체적인 계획'을 짜고 '실행'한다면 그 어느 것도 이룰 수 없는 것은 없다. 성공은 결과가 아닌 습관에서 나온다. 우리의 최대의 적은 다름 아닌 바로 나 자신이라는 것을 명심하고 건강한 삶과 나 자신을 위해 운동하는 습관을 기르는 것이 성공의 비결이다.

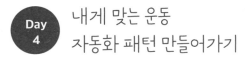

Day 4

내게 맞는 운동
자동화 패턴 만들어가기

오늘의 10분 운동

Day 4

마운틴 클라이머 5회(양발 왕복시 1회)

런지 5회(한쪽당) / 1단계 푸시업 8회

버피 5회

생각보다 10분, 5분 시간 내는 게 힘들 정도로 바쁘다고 생각될 때가 많다. 하루 중 어느 시간에 운동을 하면 좋다고 딱 정해져 있는 것이 아니기 때문에, 자신이 가장 잘 지속할 수 있는 운동 시간을 찾아내어 패턴화하는 것이 중요하다.

퇴근 후 저녁 시간을 활용해 운동을 할 생각이라면, 일단 저녁을 먹고 나면 몸이 나른해지고 모든 게 귀찮아지기 때문에 가급적 일을 마치고 바로 운동을 하는 것이 좋다. 열심히 땀을 흘리고 나서 식사를 하면 그 맛이 더욱 꿀맛이다. 예기치 못한 저녁 약속이 많거나 야근이 잦다면 점심시간을 운동 시간으로 활용하는 것도 좋은데 바로 점심 식사 전 20분 고

일단 21일만 운동해보기로 했습니다

강도 맨몸 운동을 하는 것이다. 점심시간이 빠듯하지만 긴장감을 갖고 짧고 굵게 운동하기 좋다.

여기서 중요한 것은 '일정한 패턴을 만드는 것'이다. 퇴근 후 바로 30분 또는 점심 식사 전 20분처럼 하루 중 운동을 언제, 얼마나 할 것이라는 명확한 기준이 있으면 단순히 '운동하기'라는 플랜보다 지켜질 확률이 더 높다. 이렇게 명확한 기준을 세운 뒤, 매일 그 스케줄에 맞춰서 습관이 되도록 21일 동안 반복하는 것이 바로 자동화의 포인트이다.

자동화 시스템을 만들 때 꼭 기억해야 할 것은 우선 순위를 기준으로 내가 해야 하는 일들을 긴박하고 중요한 것 순으로 상세히 적는 것이다. 그렇게 해야 불필요한 시간 낭비를 줄일 수 있고, 오늘 할 일을 내일로 미루지 않으며, 중요한 것을 먼저 끝낼 수 있기 때문이다. 나는 구글 캘린더를 이용해 기상 직후부터 운동을 포함한 모든 것을 스케줄화시켜 일정을 관리한다. 마치 중요한 미팅을 적어놓는 것처럼 말이다.

"운동은 가장 소중한 사람과의 약속이다."

그리고 나서 물 마시기, 일하는 중간중간 잠시 멈추고 기지개 켜기 등과 같이 필요하지만 몸에 습관이 배지 않아 잊기 쉬운 것들은 알람을 맞춰 놓는다.

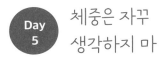

Day 5

체중은 자꾸
생각하지 마

오늘의 10분 운동   핸드 워킹 6회 / 스쾃 5회

Day 5   1단계 푸시업 9회

                   싱글 레그 데드리프트 6회(한쪽당)

　다이어트를 하는 사람들 중에는 몸무게를 10킬로그램 이상씩 감량을 하고 다시 찌는 것을 반복하는 사람들이 많이 있다. 이번만은 다이어트에 성공하리라 도전해보지만 이번에도 요요로 끝나 되려 건강만 악화되어 다이어트를 포기하는 경우가 많이 있는데, 그들에게 목표가 무엇이냐고 물어보면 대부분 '몸무게 ××킬로그램 감량하기'라고 말한다. 처음부터 숫자 감량이 궁극적인 목표이기 때문에 원하는 목표에 도달하기 위해선 무작정 적게 먹고 미친 듯이 뛰는 식의 다이어트를 하게 되고 요요라는 악순환이 반복될 수밖에 없다. 사실 몸무게는 숫자에 불과할 뿐인데 말이다.

일단 21일만 운동해보기로 했습니다

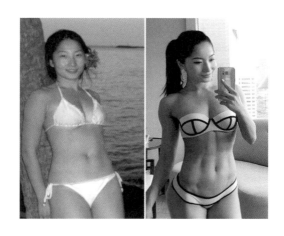

　위의 사진 속 내 모습을 보자. 놀랍지만 두 사진을 찍었을 때 내 체중은 똑같이 56킬로그램이었다. 체중은 똑같지만 오른쪽 사진은 근육량이 훨씬 많기 때문에 달라 보이는 것이다. 체중에 자꾸 신경이 쓰일 때는 이 사진을 기억해주었으면 한다. 기록을 위해 체중을 재는 것은 좋지만 체중을 보며 스트레스를 받거나 운동 자체를 의심해서는 안 된다. 체중은 숫자에 불과하다. 꾸준히 그리고 제대로 운동을 하고, 필요한 영양소를 섭취하고 있다면, 체중에 변화가 없다 하더라도 우리의 몸은 충분히 변하고 있는 중이다. 그러니 절대 낙심하거나 포기하지 말자.

중요한 것은 몸무게가 아니라 우리의 몸을 구성하는 성분 즉 체성분이다. 아무리 몸무게가 적게 나가도 몸을 구성하는 성분이 지방이 대부분이라면 마른 비만이 되는 거고, 몸무게가 많이 나가도 상대적으로 지방이 적고 근육이 많다면 체중계에 나타나는 숫자는 큰 문제가 되지 않는다. 그렇기 때문에 더 이상 몸무게 자체에 집착할 것이 아니라 '건강을 해치는 불필요한 체지방의 양을 줄이고 필요한 근육의 양을 늘리기 위한' 플랜을 세우는 것이 중요하다.

오늘의 10분 운동

Day 6

마운틴 클라이머 6회 (양발 왕복시 1회)

런지 6회 (한쪽당) / 1단계 푸시업 10회

버피 6회

HIIT이란 고강도 인터벌 트레이닝 High Intensity Interval Training 의 약자로 높은 강도의 운동을 하되 세트 사이에 짧게 휴식을 취하거나 중저강도의 운동을 섞어 강도에 간격을 주어 훈련 하는 기법을 말한다. 지금도 피트니스 업계에서는 HIIT의 운 동법이 많이 선호되고 있는데, 가장 큰 이유는 시간 대비 효 율이 높기 때문이다. 하루 평균 8-12시간을 일해야 하는 현 대인들에게 운동을 꾸준히 못하는 이유를 물으면 가장 많이 듣는 이야기가 바로 운동하러 갈 시간이 없다는 것이다. 헬스 장을 오고 가는 이동 시간부터, 운동하고 샤워까지 하고 나오 는 데도 족히 2시간은 걸리기 때문이다. 하지만 HIIT의 기법을 쓰면 짧은 시간에 높은 운동 효과를 얻을 수 있어 바쁜 수험생과 직장인, 주부들 모두에게 좋은 운동법이다.

나는 직업병이 하나 있는데, 헬스장에서 내 운동을 하다가도 운동하는 사람들의 행동을 살피게 된다. 그중 가장 눈에 띄는 것이 헬스장에서 시간 때우는 모습인데, 운동 조금 하고 핸드폰 보고 다시 조금 하고……. 이렇게 운동 하나를 진득이 하지 못하고 여기저기 왔다 갔다 하는 모습이다. 트레드밀에서 세월아 네월아 천천히 걸으며 텔레비전을 즐기는 모습도 종종 볼 수 있다. 물론 이 모든 것들이 운동을 아예 안 하는 것보다는 나을 수 있다. 하지만 이왕 시간내서 하는 운동, 제대로 효과를 보기 위해서는 공부나 다른 것들처럼 운동 또한 집중해서 하는 것이 중요하다.

HIIT은 짧게는 4분에서 20여 분 정도의 트레이닝으로 시간이 짧고 전신을 활용하여 운동을 할 수 있기 때문에 지루하지 않게 할 수 있다. 특히 기구 없이 맨몸으로도 할 수 있기 때문에 헬스장을 가지 않아도 쉽고 빠르게 언제 어디서나 할 수 있다는 장점이 있다. 뿐만 아니라 HIIT을 통해 체지방 감량뿐 아니라 근지구력, 근력 및 심폐 지구력을 강화시키는 효과까지 볼 수 있으니 이러한 장점을 알고서도 HIIT 기법을 쓰지 않는 게 더 이상할 따름이다. 다만 고강도의 운동이기 때문에 뛰는 동작이 많을 경우 관절에 무리가 갈 수 있고 매일 할 경우 운동 강도에 따라 오버트레이닝Overtraining(과훈련)이 될 수 있기 때문에 자신의 체력에 맞게 주 2-3번 정도 강도를 조절하여 자전거 타기나 수영, 스트레칭과 같은 다른 운동들과 적절히 섞어서 하는 것이 좋다.

HIIT 기법으로 운동을 할 때에는 특히 운동 전 동적 스트레칭Dynamic Stretching으로 충분히 몸을 풀어주는 것이 중요하다. 준비운동 없이 갑자기 고강도의 운동을 할 경우 부상을 입을 수 있기 때문이다. 더불어 다른 어떤 운동과도 마찬가지로 운동 후엔 정적 스트레칭Static Stretching으로 근육을 풀어주는 것이 운동 후 발생할 수 있는 근육통을 줄이는 데 도움이 된다. HIIT 기법의 포인트는 바로 강도인데 여기서 말하는 고강도는 1-10의 범위에서 1은 '매우 쉽다' 10은 '힘들어 죽겠다'로 보았을 때, 8에서 10 사이의 강도로 운동하는 것을 말한다. 똑같은 운동을 하더라도 운동 초보자부터 고급자까지 자신의 체력에 맞게 운동할 수 있기 때문에 누구나 효과적이고 효율적으로 운동을 할 수 있다.

단순한 달리기를 하더라도 HIIT 기법을 쓰면 짧은 시간에 더욱 많은 체지방 감량의 효과를 얻을 수 있다. 예를 들어 빨리 달리기(전력 질주)와 걷기 또는 천천히 달리기를 1:1 비율로 해서 20분간 달리는 것이다. 즉 30초간 전력 질주를 하고 이어서 30초 걷기를 15번 반복하면 HIIT 기법을 활용한 20분 운동(5분은 준비운동 및 마무리 스트레칭)이 된다.

HIIT은 운동의 시간이 짧은 만큼, 정해진 시간 동안 운동에만 집중하는 것이 중요한데, 그러기 위해서 먼저 휴대폰을 '비행기 탑승 모드'로 전환시킨다. HIIT이 아니라 다른 어떤 것을 할 때에도 방해받지 않길 원한다면 비행기 모드를 활용하는 것을 추천한다. 열심히 운동을 하는 중에 전화가 오거나 메시지를 받으면 운동에만 쏟을 집중력이 분산되거나 운동의 흐름이 끊길 수 있기 때문이다. 특히 인스타그램에 올릴 '#운동하는여자' 셀카 사진을 찍고자 한다면 반드시 운동 후에 찍는 것을 추천한다! 나도 해본 적이 있지만 인스타그램에 올릴 '쓸 만한' 사진을 얻기 위해 같은 포즈로 수십 번을 찍곤 하는데 그러다 보면 운동을 하기도 전에 사진 찍는 데 시간과 주의력을 모두 뺏기기 때문이다.

고강도의 운동을 하기 위해서는 에너지가 많이 필요하기 때문에 128 BPM 이상의 신나는 음악을 듣는 것이 좋다. 여러 논문을 통해서도 음악을 들으며 운동하는 것이 그렇지 않은 것보다 효과가 크다고 밝혀졌는데, 운동을 10년 넘게 하지만 지금도 난 음악을 듣지 않으면 운동이 잘되지 않는다. 헬스장에서 운동을 하던 야외에서 러닝을 하든 자신만의 '워크아웃 플레이리스트'를 만들 것을 권한다. 음악을 들으면 우선 주위의 잡음에서 멀어져 나만의 존zone에 들어가 운동의 집중도를 더욱 높일 수 있다.

자신이 좋아하는 장르나 아티스트의 음악을 들으면 더 즐겁게 운동할 수 있는데, 발라드와 같이 조용한 음악보다는 에너지가 솟는 EDM이나 신나는 댄스 음악을 추천한다. 고강도 운동은 동작의 움직임이 다양하기 때문에 방수 기능이 있는 블루투스 이어폰을 사용하는 것이 편하다.

처음에는 상체, 하체, 코어로 이루어진 간단한 동작 2-3가지로 시작하되, 차차 기본 동작에서 응용하여 강도를 높여나가는 것이 좋다. 오늘 한 운동을 일지에 기록해두면 후에 운동 레벨을 높이는 데 도움이 된다. 기록을 하다 보면 해야 한다는 '의무감'과 운동을 마치고 나서 '성취감' 또한 느낄 수 있어 일석삼조다!

지금까지 시간 때우기로 지루한 유산소만 해왔다면 짧고

굵게 끝내는 HIIT에 도전해보자. 언제나 많은 것이 좋은 것은 아니다. 양보단 질! HIIT을 활용해 운동에 몰입하는 시간을 만들어보자.

어떤 운동을 해야 할지 모르겠다면 유튜브에 '고민수의 21일 챌린지'를 검색하면 HIIT을 이용한 하루 10분 운동을 함께할 수 있다.

고민수의 21일 챌린지 HIIT 영상 보기

일단 21일만 운동해보기로 했습니다

오늘의 10분 운동　　　　Day 7　　　　**스트레칭 4가지 2세트**

　　운동을 하면서 목표에 집중하다 보면 어느 순간 운동에 지
나치게 집착하는 때가 온다. '운동 중독'이라고 표현되기도
하는데, 마치 운동을 하루라도 하지 않으면 근육이 도로 없어
질 것 같고(소위 '근손실'이 올 것 같고) 뱃살이 다시 찔 것 같아
몸이 피로한데도 운동을 쉬지 못하고 계속하는 증상을 말한
다. 항상 체형 관리가 되어 있어야 하는 피트니스 모델이라는
직업 탓에 나 또한 휴식하는 것이 매우 어려웠다. 완벽해져야
한다는 압박감, 나도 모르게 몸이 좋은 선수들과 나를 비교하
며 불안감에 시달렸다. '쉬는 동안 근육이 자란다'는 간단명
료한 진실을 알고 있음에도 불구하고 제대로 휴식한다는 것

이 쉽지 않았다. 하지만 동시에 휴식이 얼마나 중요한지 알게 된 계기가 있다.

운동을 하다 보면 누구나 정체기라는 것을 겪는다. 육체적인 의미의 정체기는 운동을 해도 좀처럼 몸에 변화가 없는 것이다. 나에게도 정체기가 찾아왔고 좀 더 멋진 몸을 만들어야 한다는 욕구 때문에 휴식 없이 고강도로 매일 운동을 한 적이 있다. 그러던 어느 날 아침에 일어나려 하는데 마치 방전된 것처럼 온몸에 힘이 하나도 없고, 팔다리가 무거워 침대에서 일어날 수조차 없었다. 계속되는 고강도의 운동 탓에 매일 밤 다리에 쥐가 나 밤마다 잠을 설치기까지 했다.

과한 운동이 계속되자 몸의 기능이 제대로 돌아가지 않는다는 것을 곧 깨닫게 되었다. 회복이 되지 않자 운동할 힘이 나지 않았다. 당연하게도 더는 고강도의 훈련을 계속 하지 못하게 되었다. 그때서야 나는 '휴식'을 운동 프로그램에 넣었다. 월화수목금토일 쉬지 않고 헬스장을 찾다가 과감히 이틀을 쉬기로 마음먹었다. 7일 중 하루는 (주로 일요일) 책을 읽고 먹고 싶은 음식을 자유롭게 먹으면서 완벽하게 휴식을 취했고, 다른 하루는 늘 하던 트레이닝이 아닌 등산, 자전거 타기, 또는 걷기와 같은 가벼운 야외 활동으로 액티브한 휴식을 취하기 시작했다.

충전이 제대로 되어야만 전자기기가 제대로 작동을 하는 것처럼 우리의 몸도 에너지가 제대로 돌기 위해서는 충분한 휴식을 필요로 한다. 피로를 풀기 위해 가장 챙겨야 하는 것은 인간의 3대 욕구 중 하나인 수면인데, 잠을 자지 못하면 생활이나 업무에서 판단력은 물론 정확성도 떨어진다는 것을 누구나 경험했을 것이다. 피로의 누적이 많아질수록, 운동의 강도가 높아질수록 휴식도 깊게 해줘야 한다. 여기서 '깊게' 라고 표현한 이유는 단순히 침대에 누워 있는 시간을 늘리는 것이 아니라 숙면Deep Sleep을 통해 몸의 피로를 푸는 것이 중요하기 때문이다.

숙면을 취할 때 신체가 아무것도 하지 않는 것은 아니다. 이때 신체는 정신적으로나 육체적으로 '회복하기 위한 활동'을 아주 활발히 하게 된다. 그렇기 때문에 숙면을 취하는 것은 근성장을 유도하고 스트레스를 낮추는 데 필수적이다. 숙면을 하기 위해 갖추어야 할 여러 가지 요소가 있는데, 가장 먼저 자기 전 적어도 한 시간 전부터 밝은 빛을 피해야 하는 것이다. 전자기기에서 나오는 블루라이트는 수면 유도 호르몬 분비를 저하시켜 숙면을 방해하기 때문에 해가 진 후에는 스마트폰이나 노트북에 블루라이트 필터 기능을 사용하는 것이 좋다.

다음으로 자는 시간 또한 운동 습관 기르는 요령과 마찬가지로 '자동화'를 해서 정해진 시간에 잠자리에 드는 것이다. 나는 꽤 오래전부터 평균 8시간 취침을 해왔는데, 오후 11시-12시 사이에 잠자리에 들고 오전 7시-8시에 일어나는 것을 생활화하고 있다. 신기하게도 어느 순간 신체 리듬이 습관화되어 밤 11시가 넘어가면 졸리기 시작하고 알람을 사용하지 않고도 취침 후 8시간이 지나면 자동으로 눈을 뜨게 되었다.

또한 숙면을 위해서는 취침 시간에 가깝게 식사를 거하게 하거나 고강도의 운동은 피하는 것이 좋다. 운동을 하면 혈압이 상승하고 체온이 올라가기 때문에, 잠자리에 들어야 할 밤 시간에 격렬한 운동을 하면 숙면을 방해하게 된다. 취침 직전 식사도 마찬가지다. 먹고 나면 위는 자연히 소화 활동을 하므로 자기 전에 많이 먹으면 자는 동안에도 위는 일을 해야 하고, 이 활동이 숙면을 방해한다. 그렇기 때문에 취침 2-3시간 정도 전에는 운동과 식사를 마치는 것이 좋다. 더불어 과도한 카페인 섭취는 숙면을 방해하는 요소가 될 수 있기 때문에 가급적이면 오후 늦게 섭취하는 것을 피해야 한다.

숙면을 도와주는 환경적 요소로는 크게 방의 온도와 밝기, 소리가 있다. 연구 결과에 따르면 숙면을 위한 최적의 실내 온도는 성인 기준 섭씨 16도에서 20도 사이라고 한다. 나는 실내 온도를 19.5도 정도로 유지시키는데 사람에 따라 체감 온도가 다를 수 있기 때문에 옷을 적절히 입고 환경에 적응하는 것이 필요하다. 밖이 시끄럽거나 자는 중 햇빛이 비치면 깊은 잠을 자기 어렵기 때문에 나는 수면 안대나 귀마개를 이용하기도 한다. 완벽히 빛을 차단하고 싶은 사람들에게는 암막 커튼을 추천한다. 좀처럼 잠이 오지 않는 날이면 빗소리나 폭포 소리와 같은 자연의 소리를 배경음악으로 틀어놓고 잠을 자기도 한다. 더 많은 연구가 나와야 하겠지만 이러한 화이트, 핑크 노이즈가 심리적 안정과 불면증에 효과가 있다고 한다. 일상 생활에서 노이즈를 활용한 예를 많이 찾을 수 있는데, 조용한 독서실보다 사람들이 웅성거리는 카페에서 공부할 때 집중이 더 잘된다는 사람이 있다. 또는 선풍기가 돌아갈 때 나는 일정한 기계음이 오히려 주변의 소음을 덮어주어 숙면에 도움을 주기도 한다.

하지만 개인에 따라 이러한 노이즈가 도움이 될 수도 있고 되려 방해가 될 수도 있기 때문에 자신의 수면 패턴을 발견하고 그에 적합한 방안을 찾는게 중요하다.

마지막으로 숙면을 위해 나는 자기 전 감사 노트를 작성하거나 책을 읽는다. 하루를 마감하면서 감사한 것들을 적어 내려가면 마음이 편안해지고 이는 숙면에 도움을 준다. 워싱턴 대학 수면센터의 신경학 교수 라만 말호트라 박사에 따르면 대부분의 사람들에게 책을 읽는 행위가 육체적·정신적으로 편안한 상태를 만들어 준다고 한다. 물론 머리를 복잡하게 만드는 전공 서적이나 뒷이야기를 읽지 않고는 못 배기는 흥미 진진한 판타지 소설은 오히려 수면을 취하는 데 방해가 될 수 있다. 간혹 내일 일을 미리 짚어보자는 생각이 불확실한 미래와 커리어에 대한 걱정으로 이어질 때가 있다. '앞으로 뭘 해야 하지?', '어떻게 돈을 모으지?'와 같은 현실적인 생각을 하는 것이 결코 나쁜 것은 아니지만, 당장 해결할 수 없는 문제라면 자기 전에 고민하지 않는 것이 좋다. 걱정거리가 뇌 잔상에 남아 숙면을 방해하기 때문이다.

요즘은 뇌를 휴식시키는 방법으로 '마음챙김mindfulness'에 기반을 둔 명상meditation이 주목받고 있다. 스마트폰이나 PC에 수많은 프로그램이 실행되다 보면 작업 실행 속도가 느려지고 심지어는 프로그램이 멈추거나 열려 있던 창이 갑자기 꺼지기도 한다. 불필요한 작업들이 계속해서 실행되고 있으면 배터리 소모도 많아진다. 이 경우 열려 있는 프로그램을 닫거나 다시 시작을 하면 원활하게 돌아간다. 우리의 뇌도 이와 같다. 미국 국립 과학 재단National Science Foundation에 따르면 수백 억 개의 신경회로로 연결되어 있는 뇌는 하루에 평균 약 만 2천에서 6만 가지의 생각을 한다고 한다. 매 1.5초당 한 가지씩 생각이 떠오르는 셈인데, 그렇다면 한 시간에 자그마치 약 2천 5백 가지의 생각을 하는 것이다. 더 재미있는 사실은 이중 80퍼센트는 부정적인 생각이고 95퍼센트는 반복되는 생각들이라고 한다.

명상은 매 시간 수천 가지 생각을 하는 뇌를 쉬게 하는 방법이다. 심리적으로 불안한 상태에 있거나 높은 스트레스를 받는 일을 하는 사람들을 상대로 실험을 한 결과 명상이 스트레스를 낮추고 심리적으로 안정된 상태를 되찾는 데 도움이 된다고 한다. 뿐만 아니라 명상은 집중력 향상과 숙면의 질을 높이는 데 도움이 된다. 현대인에게는 몸의 휴식만큼이나 마음, 정신의 휴식도 중요하니 양쪽 모두 푹 쉴 수 있는 시간을 만들어보자. 외국에서 주목 받는 대표적인 명상 앱으로 '헤드

스페이스Headspace'와 한국어 서비스도 제공하는 '캄Calm'이 있다. 국내 대표적인 명상 앱으로는 혜민스님이 개발에 참여한 '코끼리'와 마음챙김 명상 앱 '마보'가 있다.

2주차

먹는 습관을
돌아보자

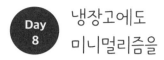

Day 8
냉장고에도 미니멀리즘을

오늘의 10분 운동

Day 8

핸드 워킹 6회 / 스쾃 6회

2단계 푸시업 5회

싱글 레그 데드리프트 6회(한쪽당)

체중을 줄이려고 하든 체력 관리를 하든, 운동의 효과를 끌어올리고 건강한 생활 습관을 만들기 위해 빠질 수 없는 것이 또한 식단이다. 가볍게 움직이며 첫 일주일을 보냈다면, 이번 주는 운동을 하는 한편 먹는 것에 대해서 돌아보는 시간을 갖고, '먹는 습관'도 제대로 갖추어보자.

10년째 복근을 유지하는 나에게 사람들이 가장 많이 하는 질문은 바로 '뱃살 빼기', '복근 만들기'이다.

"누구나 복근이 있답니다. 다만 지방에 가려서 안 보일 뿐이죠."

복근을 만들기 위해서는 특히나 중요한 것이 평소 먹는 음식이라고 대답하면 대부분의 사람들은 제대로 챙겨 먹는 게 쉽지 않다고 말한다. 학교나 회사 구내식당에서 먹으면 원하는 식단을 고르기 어렵고, 바빠서 건강식을 챙겨 먹을 시간이 없어 인스턴트 식품이나 가공식품을 주로 먹는다고 한다. 그뿐만 아니라 세상에는 몸에는 나쁘지만 입에는 맛있는 음식이 너무나 많다. 나도 다른 사람들과 특별히 다르지 않았다. 별명이 빵순이일 정도로 빵과 밥을 좋아했던 나는 방학 때 한국에 돌아오면 한 끼에 밥을 세 그릇씩 먹을 정도로 탄수화물 중독자였다. 유난히 팥을 좋아해서 팥빙수, 호두과자, 팥빵은 어릴 때부터 내가 제일 좋아하는 간식들이었다. 그랬던 내가 지금은 밀가루와 같이 정제된 탄수화물은 거의 먹지 않는 것을 보면 다들 신기해한다. 물론 이러한 식습관이 한 번에 만들어진 것은 아니다. 탄수화물의 유혹에서 벗어나기 위해 나름 노력을 많이 해야 했다. 빵순이에서 머슬퀸으로 변하게 된 식습관의 팁을 몇 가지 소개하겠다.

첫째, 가장 먼저 주방과 냉장고를 정리했다. 설탕이 가득한 씨리얼과 주스, 탄산음료, 라면과 과자 같은 가공식품 등 먹지 말아야 하는 음식들은 다 치웠다. 어디서 공짜로 받아왔는데 아까워서 버리지 못하는 음식들도 과감히 갖다 버렸다.

둘째, 마트에 갈 일이 생기면 절대 배가 고픈 상태에서 가지 않았다. 장을 보는 시간은 무조건 식사 후였는데, 배가 고프고 몸이 피곤하면 하지 말아야 할 결정을 쉽게 내리기 때문이다. 장을 볼 때에는 사야 할 것들을 미리 적어 갔고, 적은 것들을 가능한 빨리 찾아 산 다음 마트를 떠났다. 그렇지 않으면 예전에 즐겨 먹던 빵과 아이스크림 같은 온갖 간식들의 유혹에서 벗어나기 어렵기 때문이다. 심지어 어떤 때는 교통카드를 제외한 여분의 돈은 들고 다니지 않았다. 횡단보도를 건너야 할 때면 노점의 떡볶이나 순대의 유혹에 쉽게 빠져들었고, 지하철 역 안에서도 달달한 모카빵 냄새가 풍기면 눈으로 시식을 하느라 한동안 자리를 뜨지 못하기도 했으니, 아예 사 먹을 현금이 없는 게 나았다.

셋째, 손 닿는 곳에는 먹어도 좋은 것만 갖춰두었다. 비운다고 해서 좋은 것이 저절로 채워지는 법은 없다. 비우는 것만큼 중요한 것이 바로 채우는 것인데, 이 때 비워진 자리를 올바른 것으로 채우는 것이 가장 중요하다. 정제된 탄수화물을 대신해서 나의 주방을 채운 음식들은 호두, 피칸, 피스타치오와 같은 견과류, 달콤한 맛이 그리울 때를 위한 블루베리, 블랙베리와 같은 베리류의 과일, 퍽퍽한 삶은 계란과 궁합이 잘 맞는 자몽, 방울토마토, 카카오 함량 70퍼센트 이상의 다크 초콜릿과 무설탕 그릭 요거트 등이었다. 흰 쌀과 밀가루 대신 식이섬유가 풍부한 고구마나 단호박, 귀리, 현미, 병아리콩을 채워 넣고 컬러풀한 야채도 항상 준비했다.

식단에 대해 공부하면서 내린 결론은 이것이다. "단순한 게 최고다." 뭘 먹을지 고민이 된다면, 어떤 요리나 가공식품을 떠올리기보다는 자연 그대로의 음식, 즉 식재료를 가장 간단히 먹으면 된다. 야채는 생으로 또는 간단히 데쳐 먹고 고기나 생선은 그대로 구워 먹기 시작하니 요리하는 시간도 줄어들고 몸이 가벼워졌다.

몸을 만들 때 가장 어려운 일 중 하나가 바로 사람 만나는 일이다. 친구들을 만나거나 모임에 나가기라도 하면 항상 먹는 게 문제다. 마음잡고 도시락을 싸 가면 유난 떤다고 눈치 주는 직장 동료들도 문제다. 이때도 단순하게 생각하면 문제는 쉬워진다. 냉장고에 묵혀놓은 오래된 혹은 건강에 좋지 않은 음식을 버렸던 것처럼 나에게 건강하지 않은 인연은 과감히 버릴 좋은 기회가 온 것이다. 내가 운동을 시작하고 건강한 식단을 챙길 생각이라 함께 만나 식사할 때에도 도와달라고 했는데 격려나 응원은커녕 아니꼬워하는 사람이라면, 그 사람과 함께할 이유가 없다. 물론 직장 상사 같은 경우라면 어쩔 수 없겠지만 말이다.

사람을 만날 때 선택할 수 있는 식당의 종류는 많다. 또 사 먹기보다 도시락을 싸서 피크닉을 갈 수도 있다. 아니면 식사 시간을 피해 차를 마시면서 이야기를 나눌 수도 있다. 꼭 술을 먹어야만, 혹은 미슐랭가이드에 선정된 식당에 가야만 우정이 돈독해지는 것은 아니다. 나를 진정으로 생각하는 사람이라면 내가 더 나은 사람이 되도록 응원해줄 수 있어야 한다. 내가 더 나은 사람으로 변하고자 하는데 도와주지 않는다면 그들에 게 당신은 결코 중요한 존재가 아니다. 우리는 생각보다 많은 시간과 에너지를 불필요한 사람들에게 쏟으며 살아간다. 어줍 잖은 인맥 관리에 급급하지 말고 자기 관리부터 시작해보자. 그리고 돌아보라. 변한 당신을 보고 그들이 뭐라고 하는지. 더 나은 삶을 살고 싶다면 부정적인 생각과 말을 하는 사람들과 함께하며 시간을 낭비하지 말아야 한다.

불필요한 인간관계를 정리했다면, 건강한 삶을 추구하는 사람들과 어울리도록 한다. 건강한 음식을 먹고, 건강한 취미 를 가지고, 긍정적인 생각을 가진 사람들이라면 좋겠다.

먹지 말아야지
vs 다음에 먹어야지

오늘의 10분 운동

Day 9

마운틴 클라이머 6회(양발 왕복시 1회)

런지 6회(한쪽당) / 2단계 푸시업 6회

버피 6회

사람들은 내 몸을 보면 나라는 사람이 원체 먹는 행위 자체를 분명 안 좋아할 거란 생각을 한다. 하지만 정반대다. 나를 잘 아는 가족이나 친구들은 하나같이 나를 보면 내가 몸을 만드는 것 자체가 신기하다고 한다. 사실 나 자신도 신기하다.

1. 나는 먹을 것을 엄청 좋아한다.
2. 나는 많이 먹는다.
3. 나는 빨리 먹는다.

이 세 가지 때문에, 나는 벌써 돼지가 되어 있어야 마땅하다. 하지만 내가 몸매를 유지할 수 있는 데에는 다 그만한 이유가 있다. 매일매일 우리는 선택의 기로에서 자신과의 싸움을 벌인다. "오늘 운동할까, 말까?", "오늘 치킨이 당기는데?", "오늘 오랜만에 동창들 만났으니까~" 이때 매 순간의 선택은 그에 마땅한 결과를 가져오기 마련이고 우리가 세운 장기적인 목표에 영향을 미치게 된다. 결국 내가 미래에 원하는 바가 뚜렷하면 현재의 충동적인 자아가 빠져드는 유혹을 이길 수 있게 되지만, 장기적인 목표가 뚜렷하지 않다면 (혹은 분명한 이유를 가지고 있지 않다면) 현명한 자아는 매번 충동적인 자아에게 질 수밖에 없다. 하지만 아무리 장기적인 목표가 뚜렷해도 순간의 유혹에 넘어가지 않기란 결코 쉽지 않다. 왜냐하면 장기적인 목표는 미래이고 순간은 현재이기 때문이다. 그렇다면 현재의 기쁨보다 미래의 기쁨을 위해 현명한 선택을 할 수 있는 방법은 뭐가 있을까?

1. 먼저 자신의 약점을 파악한다.

앞에서 본 것과 같이 다이어트에 실패하는 이유는 다양하다. 자신이 무엇에 약한지 알아야 문제를 해결할 방법을 찾을 수 있다. 대부분의 사람들은 자신의 취약점을 잘 알고 있다. 하지만 알고 있는 것과 제대로 인지하고 있는 것은 다르다. 자신의 약점이 먹는 것의 유혹을 뿌리치지 못하는 것인지 아니면 친구들과 만남을 통해 분위기에 못 이겨, 또는 사람 만나기를 좋아해 술을 마시는 것인지 정확히 판단해야 한다. 자신을 유혹으로 몰아넣는 그것. 그것이 무엇인지 알고 있는 것이 중요하다.

2. 약점을 극복할 수 있는 환경을 조성한다.

약점을 인지했다면 이제는 그 약점을 극복할 수 있는 환경을 만드는 것이 중요하다. 가령 나의 약점은 빵이나 떡과 같은 탄수화물류이다. 그 중에서도 나는 치즈케이크, 브라우니와 같은 케이크류를 좋아한다. 나는 나의 취약점을 알기 때문에 식단 조절을 할 때면 빵이나 치즈케이크가 아예 주변에 없도록 한다. 앞에서도 말했던 방법은 가지고 다니는 현금을 통제하는 것. 간식에 쓸 지출을 사전에 방지할 수 있다.

내가 관리하는 회원 중 많은 사람들이 식단을 못 지키는 가장 큰 이유가 피할 수 없는 식사 자리 때문이라고 한다. 갑작스런 미팅이나 회식 등이 자주 잡혀서 매번 식단을 실패한다는 것이다. 그런 회원들에게 내가 해주는 조언은 술안주밖에 없는 회식 자리라면 '가기 전 미리 배를 채우고 가라'가 첫 번째이고 '건강한 음식을 택하라'가 두 번째이다. 술을 마시는 게 주 목적이라면 당연히 건강한 음식보다는 기름지고 자극적인 안주가 등장할 것이다. 그렇다면 안주로 배 채우는 것을 막기 위해 미리 삶은 계란이나 샐러드, 고구마, 견과류 등으로 배를 채우고 간다면 한결 나을 것이다. 회식 자리가 저녁이라면 그중 가장 건강한 메뉴를 선택하는 게 도움이 될 것이다. 면보다는 야채를 메인으로 고기나 생선을 곁들여 먹는 식으로 말이다.

3. 목표를 달성할 수 있는 환경을 조성한다.

한창 몸 관리를 할 때는 미팅이 있는 날이나 외부에 나갈 경우 무조건 도시락을 싸 들고 갔다. 가까운 곳에 나가게 되더라도 비상 식량은 항상 기본으로 가지고 다닌다. 뜻밖의 일이 생겨 끼니를 챙겨 먹지 못할 경우를 대비한 나의 전략이다. 내 가방에는 항상 견과류 및 프로틴바 등의 간식이 들어 있었고, 한 끼의 도시락과 물통이 필수품이었다. 물론 도시락을 챙겨 다니는 것은 육체적인 노력 또한 요구한다. 때로는 식사할 시간을 놓치기도 하고 혹은 먹을 만한 장소를 찾는 것이 문제가 되기도 한다. 그렇기 때문에 도시락 메뉴는 최대한 간단하고 심지어는 이동 중에도 먹기 편한 것을 추천한다. 고구마나 바나나와 같은 음식은 냄새가 많이 나지 않으므로 공공장소에서도 부담 없이 먹을 수 있다.

냉장고를 털면서 확인했겠지만, 집에 있는 음식들의 재고 정리 또한 중요한 성공의 포인트다. 집에 맛있는 음식을 많이 쌓아 놓을수록 당신이 게임에서 질 확률은 더 높아진다. 집에는 먹어야 하는 것(건강한 음식)만 놔두어야 불필요한 열량을 충동적으로 섭취하는 것을 최소화시킬 수 있다.

대부분의 사람들이 다이어트나 금연을 결심하면 "절대 ~~하지 말자"처럼 어마어마한 계획을 세운다. 하지만 그것은 작심삼일을 초래하는 가장 쉬운 길. 어떤 일을 하지 않겠다고 말하는 것은 그 일을 꼭 하고야 말겠다고 다짐하는 것과 다름없다. "오늘부터 피자는 절대 먹지 말아야지"라고 마음을 먹을 경우 평소에는 잘 생각나지도 않던 피자가 머릿속에서 맴돌기 시작한다. 하지만 "피자는 내일 먹어야지"라고 생각을 바꾸면 내일을 한 달, 한 달을 1년으로 만들며 자연스레 피자와 멀어지는 환경을 만들 수 있다. 결국 스스로에게 뭔가를 못 하게 금지하는 것이 아니라 그것을 안 하는 선택을 하도록 만드는 것. 이러한 선택은 심리적으로 큰 차이점을 만든다. 못 먹는 것이 아니라 안 먹는 것! 그렇기 때문에 심리적으로 부정적인 스트레스가 아니라 피자를 먹을 나중을 생각하며 기대감으로 오늘의 고비를 견딜 수 있다.

　매 순간 나와의 싸움에서 이길 수는 없는 법이다. 때로는 충동적인 자아가 현명한 자아를 이길 수도 있다. 하지만 목표에서 벗어난 행동을 했을 때 어떻게 대처하는가에 따라서도 실패와 성공이 갈릴 수 있다. 나도 음식 앞에 무너질 때가 많이 있었다. 많은 사람들이 다이어트에 실패하는 가장 큰 이유 중 하나는 작은 것 하나를 실패했을 때 아예 식단 조절 전체를 포기해버리는 경우가 많기 때문이다. 나 또한 이성을 잃어버리고 충동적으로 '흡입'을 한 날 혹은 그 다음 날에는 내가 한 행동의 책임을 지기 위해 평소보다 두 배로 운동을 해야만 했다. 이러한 과정을 겪는 것은 결론적으로 내게 큰 교훈을 주었다. 순간의 선택이 얼마나 중요한 것인지……. 그렇기 때문에 이제는 눈앞에 먹을 것들이 많이 있어도 결코 쉽게 무너지지 않는다. 왜냐하면 순간의 기쁨을 선택한 것에 대한 책임의 비용이 얼마나 큰지 알기 때문이다. 그리고 그 선택 중 열의 아홉은 그 정도로 가치가 없다는 것을 알기 때문에 더 이상 선택이 어렵지 않게 된 것이다. 나의 이성이 본능(식탐)을 통제하기 시작한 것이다. 의지력 또한 연습과 훈련에 의해서 강화된다.

선수 시절에도 음식을 무작정 금지하는 게 아니라 보상으로 만들어 힘든 시기를 견디곤 했다. 대회를 준비하는 동안에는 철저한 식단은 물론 고강도의 운동을 병행하는데 이것이 여간 어렵지 않다. 하지만 나에겐 이 시간이 쉽게 느껴지던 이유는 나름 이 시기를 극복하는 방법을 고안했기 때문이다. 먹고 싶은 것들이 생길 때에는 'TO EAT LIST'를 작성하기 시작한다. 3개월 뒤 대회가 끝나고 먹을 음식을 적는 것인데 먹고 싶은 것을 적어 내려가는 것만으로도 행복해졌다.

하지만 막상 시합이 끝나고 나면 먹고 싶은 욕망은 대부분 사라지게 된다. 시합이 끝난 날은 그동안 가장 먹고 싶었던 것을 먹는데, 내가 첫 우승을 했을 때 육즙이 풍부하고 두툼한 스테이크, 짙은 루비빛에 과일향이 강한 카베르네 소비뇽과 함께 디저트로 바닐라 아이스크림이 곁들여진 촉촉한 브라우니를 먹은 기억이 난다. 시합이 끝나고 나서도 나는 식단에 과도한 변화를 주기보다는 먹고 싶은 음식이 있을 땐 리스트에 적어놓고 일주일에 한 번씩 그 음식들을 먹곤 했다. 하지만 같이 시합을 뛰었던 다른 선수들의 경우 시합이 끝나면 고삐 풀린 망아지마냥 갑자기 먹는 양을 늘려 결국 위가 늘어나게 되고 거침없이 올라오는 지방을 막을 길이 없었다. 갑자기 살이 찐 자신의 현재 모습과 시합 때 완벽했던 사진 속 모습에서 괴리감을 느낀 선수들은 스트레스를 받았고 스트레스는 결국 더 살이 찌는 원인이 되었다.

내가 평소에 쓰는 방법은 이렇다. '정제되지 않은 복합 탄수화물인가? 당이 얼마나 들었는가? 칼로리만큼 영양가가 풍부한가? 가공식품인가?' 등을 기준으로 '먹어도 되는 음식'과 '먹지 말아야 하는 음식'을 구분하고 나만의 원칙을 만들어 지켜왔다. 그 원칙의 첫째, 나의 식단은 100퍼센트 내 의지와 선택에 따라 나의 건강과 행복을 위해 결정되는 것이며, 이것은 못 먹는 게 아니라 안 먹는 것이다(나한테 '그렇게 먹고 사는 모습이 불쌍하다'는 이야기를 하는 사람들에게 꼭 해주고 싶은 말이다). 둘째, 주중에는 클린 이팅 Clean Eating을 지키고 주말에는 외식이나 저녁 약속을 잡아 먹고 싶은 것을 하루 한 끼 먹는다.

셋째, 나를 행복하게 만드는 카카오 함량 70퍼센트 다크 초콜릿은 먹고 싶다면 먹되, 하루에 두 조각 이상 먹지 않는다. 넷째, 정제된 탄수화물이 미치도록 당긴다면 고강도 운동 전이나 운동을 마친 후에만 먹는다. 즉 먹되 고강도 운동을 해야만 한다는 전제가 생긴다. 다섯째, 가볍게 주말 저녁 와인 한 잔은 허락하되 술은 특별한 날이나 특별한 사람들과 만날 때를 제외하고 즐기지 않는다. 어쩔 수 없이 마셔야 하는 자리라면 한 잔만, 외식 시 1-2잔, 특별한 날은 와인 3잔까지, 1병은 넘기지 않도록 한다.

이렇듯 나만의 분명한 원칙을 세우고 지켜온 것이 여지껏 내가 건강한 몸을 유지할 수 있던 비결이다. 하지만 언제나 예외란 있는 법. 원칙이 지켜지지 않는 경우가 있는데, 주로 여행지에서다. 우선 여행을 하면 기상 및 취침과 같은 평소의 패턴이 깨지기 쉽고, 밖에서 음식을 사 먹는 경우가 대부분이기 때문에 나의 기본 식사 패턴을 고수하기 어렵다. 특히 여행을 가면 정제된 탄수화물을 먹을 일이 많이 생기는데, 이럴 경우 나는 원칙은 '먹고 싶은 것은 다 먹자'이다. 내 생각에 여행을 가는 이유는 이제까지 해보지 못한 새로운 경험을 하기 위해서인데, 여행을 제대로 즐기기 위해선 그 나라 혹은 지역의 문화를 경험하고 특히 그 지역의 전통 음식을 맛보는 것이 매우 중요하기 때문이다. 단, 여행 시에도 꼭 지키는 조건이 있는데, 그것은 '많이 (과하게) 먹지 않는다'이다. 여행을 핑계로 그동안 먹지 않았던 음식을 미친 듯이 먹어선 안 된다! 달거나 짠 음식들은 식욕을 깨우기 때문에 달고 짠 음식이 많은 동남아를 여행할 때는 특히 조심해야 한다.

　맛있는 음식을 먹는 것은 큰 기쁨이다. 언제 어떻게 얼마만큼 먹을지 잘만 활용하면, 더욱 건강한 삶의 양념으로 만들 수 있다. 오늘은 수첩에 '먹기 버킷 리스트'라도 만들어보자. 가급적 긴 시간을 두고 실천하겠다고 다짐하면서 말이다.

건강한 식단 만드는 요령에 대하여

오늘의 10분 운동

Day 10

핸드 워킹 7회 / 스쿼 7회

2단계 푸시업 7회

싱글 레그 데드리프트 7회(한쪽당)

많은 사람들이 피트니스 모델 같은 몸이 되기 위해선 어떤 음식을 먹어야 하는지 알려달라고 한다. 보디빌더나 다이어터들 사이에서 가장 흔한 다이어트 식단은 단연 닭가슴살과 고구마다. 물론 고단백인 닭가슴살과 식이섬유가 풍부한 고구마가 나쁜 것은 아니다. 하지만 문제는 닭가슴살과 고구마만 먹게 될 경우이다. 아무리 좋은 음식일지라도 그것 하나만 먹게 되면 당연히 건강은 안 좋아질 수밖에 없다. 왜냐하면 우리 몸이 기능을 제대로 하기 위해선 모든 영양소가 골고루 필요하기 때문이다. 그렇기 때문에 가장 좋은 식단은 체질에 맞게 필수 영양소들이 골고루 들어간 식단이고 가장 건강한 음식은 가급적 가공을 거치지 않은 것, 즉 자연에서 온 지 얼마 안 된 있는 그대로의 음식이다. 어떤 과일은 당이 많기 때문에 적정한 양을 먹어야 하지만 야채는 많이 먹어도 좋다. 좀 더 쉽게 이야기하자면 음식은 줄여야 할 것들과 늘려야 할 것들로 나눌 수 있다. 이거 저거 신경 쓰는 게 골치 아프다면 선택의 여지가 있을 때 음식을 아래처럼 두 유형으로 나누어 살펴보고 판단해볼 수 있다.

일단 먹을 음식과 먹지 않아야 할 음식이라는 두 가지 대 원칙으로 바라볼 수 있다. 아래 두 유형은 식생활을 할 때 지 침으로 삼으면 도움이 된다.

먹을 것	먹지 않아야 할 것
좋은 지방 (자연 그대로)	나쁜 지방 (인위적으로 가공된 지방, 트랜스지방)
좋은 고기 (목초를 먹으며 자연 방목한 가축)	나쁜 고기 (호르몬제, 항생제로 공장식 사육된 가축)
좋은 탄수화물 (식이섬유 풍부, 자연 그대로)	나쁜 탄수화물 (정제된 탄수화물)

일단 21일만 운동해보기로 했습니다

위의 대원칙에 따르되 더 구체적으로, 자주 먹어야 할 것과
피해야 할 음식으로 나눠볼 수도 있다.

자주 먹을 것	가급적 피할 것
야채, 콩과식물, 견과류	튀긴 것, 맵고 짜고 단 (조미료가 많이 첨가된) 것
건강한 육류(목초 사육), 불포화지방산(오메가3)가 많은 생선	공장식 육류(호르몬, 항생제 사육), 가공육(햄)
식이섬유가 풍부한 탄수화물 (고구마, 퀴노아, 귀리, 현미, 잡곡)	정제된 탄수화물(백미, 밀가루), 첨가된 당이 많은 탄수화물
좋은 지방을 함유한 정제되지 않은 식물성 기름: 엑스트라버진 올리브유, 콜드프레스드 올리브유, 아보카도유, 코코넛유 등	오메가6 함량이 높은 정제된 식물성 기름: 일반 식용유(콩기름), 옥수수유, 포도씨유 등
물	술
천연 향신료: 커민, 강황, 시나몬, 생강, 마늘, 로즈마리, 고추	화학 조미료

또 도시에서 사는 생활 양식상 몸에 좋지는 않지만 어쩔
수 없이 자주 먹게 되는 것들이 있다. 이런 먹거리들은 대체
할 수 있는 건강한 먹거리로 바꾼다고 생각하면 어렵지 않게
건강한 식습관을 만들 수 있다.

좋지 않지만 자주 먹게 되는 것	건강한 대체제
정제 설탕 (백설탕, 흑설탕)	비정제 원당(코코넛슈가), 퓨어 메이플시럽, 천연꿀, 나한과(Monk Fruit)
인스턴트 씨리얼	오트밀
비타민 워터, 주스	물, 차(녹차, 홍차, 캐모마일, 페퍼민트)
(운동을 하지 않을 때 마시는) 이온음료	코코넛워터
탄산음료	탄산수(설탕, 감미료, 착향료 등이 첨가되지 않고 탄산가스만 가한 음료)
백미	퀴노아, 현미
콩기름, 옥수수유	코코넛유, 올리브유, 아보카도유, MCT오일
밀가루	코코넛/아몬드 분말
인스턴트 과자	말린 고구마, 견과류, 케일칩, 치아씨드푸딩
식탁용 소금 (table salt)	천연 소금 (히말라야 핑크 소금, 바다 소금 등)
밀크 초콜릿 등 가공 초콜릿	카카오닙스 또는 카카오 함량 70% 이상 다크 초콜릿
설탕이나 인공 감미료가 들어간 샐러드 드레싱	엑스트라버진 올리브유 + 발사믹 비니거 등으로 만든 드레싱

일단 21일만 운동해보기로 했습니다

우유	무설탕 아몬드 밀크, 코코넛 밀크, 두유, 귀리우유 등
아이스크림	베리류를 넣은 무설탕 그릭 요거트, (얼린) 과일
밀가루 면	호박면(Zoodles), 곤약면

건강한 식사를 매끼 챙겨주는 사람이 있다면 참 좋겠지만 그렇지 않다면 어느 정도의 노력과 시간 투자가 필요하다. 효율적으로 시간을 쓰기 위해 나는 온라인 마켓을 활용해서 내가 주로 먹는 음식 리스트를 저장해놓고 필요할 때마다 구매를 하기 때문에 장 보는 시간이 거의 들지 않는다. 필요하다면 바로 먹기만 하면 되는 샐러드도 구입 가능하고 당일 배송 시스템 및 배달 시간까지 미리 선택할 수 있어 매우 간편히 필요한 것을 구매할 수 있다. 항생제나 호르몬제를 투여하지 않고 자연에 방목되어 길러진 '좋은 고기'는 아직 오프라인에서는 찾아보기가 쉽지 않으나 온라인을 통해 구입이 가능하다. 목초 소고기를 포함한 건강한 먹거리를 판매하는 온라인 식재료 쇼핑몰로 와우미트, 메디오가닉, 사러가마트, 헬로네이처, 마켓컬리 등이 있다.

다이어트 건강 식품으로 손꼽히는 달걀을 고를 때에도 제대로 된 달걀을 고르는 것이 중요하다. 철제 우리 안에 갇혀 평생을 사육당한 닭에서 얻은 무정란보다는 자유롭게 돌아다니며 자연으로부터 필요한 영양 성분을 섭취한 닭이 교미를 통해 낳은 유정란을 먹는 것이 건강에 좋다.

음식 준비하는 시간을 줄이기 위해 야채 다듬기나 고기를 굽는 것과 같은 '밀프렙'을 주 2회 정도(수요일, 일요일 저녁) 해 놓으면 당일에는 이미 준비되어 있는 음식을 이용해서 쉽게 식사 준비를 할 수 있다. 요리할 때 미리 양을 충분히 만들면 다음 날 한 끼로도 먹을 수 있으니 일석이조이다. 시스템을 만들면 24시간을 알차게 쓸 수 있고 내 인생을 지배할 수 있게 된다.

운동을 할 때에도 명확한 운동 플랜이 있어야 효과적인 운동을 할 수 있는 것처럼 매 끼니마다 "오늘 뭐 먹지?"로 고민하는 사람은 '내가 잘 먹는 건강 메뉴'를 리스트로 만들어놓는 것을 추천한다. 다음 페이지는 내가 잘 해 먹는 건강 메뉴들이다.

고민수의 유용한 건강 메뉴 리스트

a. 주말 브런치로 딱인 "과카몰리를 곁들인 토스트와 시금치 오믈렛"

오곡통밀식빵 2조각

홈메이드 과카몰리 : 아보카도 2개, 토마토 1/2개, 실란초, 파, 라임, 후추, 소금, 엑스트라버진 올리브유

시금치 오믈렛 : 달걀 3개, 베이비시금치

Tip 오믈렛을 만들 때 허브, 강황가루, 커민, 후추, 소금 등 향신료를 넣으면 맛과 건강에 더욱 좋다. 베이비시금치는 오믈렛에 넣어도 좋고 곁들여 먹어도 좋다.

b. 몸이 가벼워지는 건강식 "레몬 비니거렛 닭가슴살 샐러드"

샐러드 : 닭가슴살 100-150g, 싱싱 야채 2컵(시금치, 케일, 오이, 양상추, 토마토 중 기호에 맞게 선택), 삶은 달걀, 익힌 퀴노아

레몬 비니거렛 건강 드레싱 : 엑스트라버진 올리브유, 발사믹비니거렛, 레몬, 다진 마늘, 머스터드, 올드패션 머스터드, 후추

Tip 채식을 즐기는 사람은 닭가슴살 대신 병아리콩과 두부를 추천한다.

c. 영양만점 디너 "구운 고기와 야채, 고구마 또는 현미"

고기 100-150g(닭고기, 칠면조고기, 소고기, 돼지고기, 오리고기) 또는 생선 중 택 1

구운 야채: 아스파라거스, 버섯, 미니양배추, 파프리카, 양파 등을 기호에 맞게 선택

Tip 준비된 야채에 엑스트라버진 올리브유와 소금, 후추 및 허브를 뿌려 너무 익지 않도록 살짝만 구워준다.

d. 무조건 참지 않는다, 내가 즐겨 먹는 건강 간식들

[고강도 운동 1시간 전]
오곡통밀빵 1조각 + 바나나 1/2개 + 아몬드버터 또는 땅콩버터, 시나몬가루
[달콤함이 당길 때]
카카오 함량 70% 다크 초콜릿 2조각
[주 1-2회 운동 쉬는 날]
무설탕 그릭 요거트 + 블랙/블루/라즈베리 + 홈메이드 그래놀라 + 카카오 닙스
[건강하고 간편하게]
땅콩버터 바른 사과, 견과류(호두, 피칸, 아몬드, 피스타치오, 마카다미아 등), 코코넛 치아씨드 푸딩, 방울토마토 등

e. 고기 없는 금요일! 자연식물식 식단 "코코넛 야채 카레"

야채 카레: 양파, 고구마, 콜리플라워, 토마토, 시금치, 병아리콩/완두콩, 코코넛밀크, 올리브유, 바질, 히말라야 핑크 소금, 다진 마늘, 다진 생강
향신료: 카레가루, 커민, 강황가루

Tip 야채 분량은 취향이나 만들려는 양에 따라 적절히 조절하고, 자연식물식 식단에서 쉽게 결핍이 될 수 있는 비타민B 섭취를 위해 천연 조미료인 뉴트리셔널 이스트를 넣으면 음식에 풍미를 더할 수 있다.

f. 함정에 빠지지 않는 외식 메뉴

삼계탕, 회덮밥/비빔밥(밥보다 야채 위주), 샤브샤브, 샐러드바, 회, 고등어 구이, 고기구이 등

Tip 단백질과 채소가 충분하고 먹는 양을 조절할 수 있는 메뉴를 택하면 외식도 건강하게 즐길 수 있다.

외로울 땐, 인맥 술자리보다
21일 러닝

오늘의 10분 운동

Day 11

마운틴 클라이머 7회 (양발 왕복시 1회)

런지 7회 (한쪽당) / 2단계 푸시업 8회

버피 7회

어려서 나는 유난히 다른 사람의 시선을 많이 신경 쓰곤
했다. 유행이다 싶으면 어울리지도 않는 헤어스타일을 하고
고3 시절엔 나이키 맥스95가 신고 싶어서 신발에 발 사이즈
를 맞출 정도였으니까. 미국에 와서는 쿨한 사람으로 보이려
고 친구들과 함께 파티를 찾아다니고 하룻밤 술 한 잔에 베스
트 프렌드가 되는 피상적인 인간관계를 만들기에 바빴다. 직
장 동료들과 친해지기 위해 '해피아워'를 즐기곤 했는데, 그
러다 보니 평일 늦은 오후 평소 먹지도 않던 나초칩을 먹으며
마가리타 칵테일을 마시는 시간이 늘어나기 시작했다. 어떻
게 하면 좀 더 '아메리칸'스러울 수 있을까 용을 썼다고 해야

하나? 그렇게 마가리타를 마시는 시간이 늘어나면서 배가 나오기 시작하고 무의미하게 하루가 지나갔다.

그러던 어느 날 서울에서 할머니께서 돌아가셨다는 소식을 들었다. 그때 문득 내 곁에는 이런 슬픔을 겪을 때 함께할 진정한 친구가 없다는 것을 알게 되었다. 그 슬픔과 외로움을 잊고 싶어서였을까. 무작정 학교 근처 공원을 달리기 시작했다. 할머니와의 추억이 영화 속 한 장면처럼 떠오르는 그 순간, 사랑하는 가족들과 함께하지 못하는 슬픔에 얼굴은 눈물과 콧물로 범벅이 되었다. 그렇게 울며 한 시간 정도를 달리고 나니, 그동안 억지로 끼워 맞춰오던 인간관계를 정리해야겠다는 생각이 들기 시작했다.

단순히 외국 생활에 적응하기 위해서였는지는 모르겠지만 남의 눈치를 보고 그들의 관심을 사기 위해 '척하는 것'을 이제는 그만두기로 결심한 것이다. 영어를 배우고 새로운 환경에 적응하는 것은 좋으나, 나의 진짜 모습과 감정을 감추면서 바보처럼 웃기만 하는 것에 회의를 느끼기 시작했다. 마가리타를 마시며 가식적으로 웃고 떠들 때면 내 머릿속엔 후회감이 맴돌았다. '이 시간에 운동을 하고 집에 가서 과제를 해야 하는데…….' 지금 이 순간 내게 필요한 것은 언제 끊길지 모르는 거짓된 인간관계를 이어나가기 위해 술을 마시는 것이 아니라 건강을 위해 운동을 하고 내 꿈을 위해 에너지를 쏟아붓는 것이었다. 그렇게 할머니가 돌아가시고 혼자 울면서 달리기를 한 날 모든 것이 바뀌었다.

나는 더 이상 사람들과 어울리기 위해 '해피아워'에 나가지 않았다. 매달 있던 'Girls Night Out(여자들끼리 밤에 나가 노는 것)'도 그만두었다. 대신 달리기를 시작했다. 마가리타를 마시는 대신 캠퍼스 안을 달리기 시작했고 처음으로 러닝의 매력을 알게 되었다. 이번에도 도전 기준은 21일이었다. 그렇게 21일을 매일 달리고 나서 처음으로 5K(5000미터 달리기)에 도전하기로 했다. 러닝은 외국 생활 중 언어의 장벽과 새로운 문화를 받아들이는 과정의 스트레스를 해소해준 것은 물론 타지에서 혼자 사는 외로움을 잊게 해주었다. 처음 뛸 때는 심장이 터질 것만 같고 힘들어서 그만두고 싶다는 생각이 먼저 드는데, 그 순간을 꾹 참고 한 20분 정도를 달리다 보면 호흡이 안정되면서 어느 순간 달리는 행위 자체에만 집중을 하게 된다. 그러다 보면 이어폰에서 흘러나오는 노래가 안 들릴 정도로 달리는 행위 자체에 몰입을 하게 되는데 그렇게 러닝을 마치고 나면 온몸이 땀 범벅이 되어 몸 전체가 가벼워짐은 물론, 정신까지 맑아졌다. 달리기를 마치는 순간 내가 완연히 살아 있음을 느끼고, 힘차게 움직이는 튼튼한 두 다리와 터질 것 같은 심장이 있음에 감사함을 느끼게 된다.

5K에 도전하고 나서 바뀐 것이 있다면 나와의 대화 시간이 늘었다는 것이다. '오늘은 조금만 더 빨리 뛰어보자', '오늘도 수고했어!'라는 한마디를 나에게 던지다 보면 만족스럽지 못했던 하루도 행복한 하루로 바뀌었다. 러닝을 마치고 돌아오는 길에는 길가에 서 있는 나무에 손을 얹고 이야기를 하기도 했는데, 항상 같은 자리에 묵묵히 서 있는 나무를 바라보며 나 스스로를 인정하고 아끼며 사랑하는 법을 배우게 되었다.

지금도 내 유튜브 채널에서 '못생겼다', '몸이 징그럽다' 등의 댓글 혹은 악플을 많이 볼 수 있다. 예전 같았으면 그런 말에 쉽게 상처받고 그들의 기대에 부응하기 위해 뭔가 바꿔보려고 열심히 노력했을 테지만, 친구를 끊고 러닝으로 나를 마주했던 경험 덕분에 내 인생에서 가장 소중한 바로 이 순간을 어떻게 보내야 하는지 알게 되었다. 러닝을 통해 나를 마주하고 알아가는 시간은 나를 소중히 하는 법을 알려주었고, 있는 그대로의 나를 인정하는 시간이 되었던 것이다.

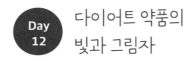

다이어트 약품의 빛과 그림자

다이어트 보조제는 정말 효과가 있을까? 몸을 만드는 보디빌더도, 체중을 감량하고 싶은 다이어터도 한 번쯤은 '지방 분해를 도와준다'거나 '근육 생성을 촉진한다'는 보조제나 약품 광고에 눈길을 주게 된다. 인간의 욕망은 끝이 없는지라 원하는 것을 무한히 쉽게 얻고 싶어하는 것은 예나 지금이나 변함이 없고 앞으로도 그럴 것이다. 2019년 피트니스 업계를 뜨겁게 달군 이슈가 있다. 바로 "약물 사용 미투"의 약자인 "약투" 또는 "약물 커밍아웃"이란 의미의 "약밍아웃"이 바로 그것이다.

현역 트레이너 두 명이 아나볼릭 스테로이드 사용과 부작용을 밝히면서 현 피트니스 업계의 약물 사용 실태를 유튜브를 통해 고발했는데 내추럴 빌더(약물을 복용하지 않는 보디빌더)를 가장한 '로이더(스테로이드 사용자)'들이 업계에 만연하다고 한다(사실 보디빌딩계의 약물 사용은 그리 새로운 사실은 아니다. 이미 이 사건이 있기 1년 전 나는 유튜브를 통해 약물 남용과 부작용에 대해 이야기한 적이 있다). 그리고 이 '로이더'들이 보디빌딩에 입문하려는 초보자뿐 아니라 일반인에게까지 약물 사용을 권장하여 수많은 사람이 부작용으로 고통받고 있다는 것이다.

유튜브를 통해 그들은 자신의 경험을 털어놓으며 남성호르몬제, 성장호르몬제와 같은 약물 사용의 부작용으로 성기능 감퇴, 우울증 등 약물 사용으로 인해 고통받는 신체적, 정신적 문제들에 대해 이야기했는데, 나 또한 보디빌딩 업계에 있으면서 과도한 약물 사용으로 몸을 해치고 심지어 목숨까지 잃는 선수들을 많이 보았다.

여자는 약물을 사용할 경우 호르몬의 변화로 청소년 시기에 나타나는 2차 성징이 나타날 수 있다. 대표적인 것이 변성기의 남자같이 목소리가 중저음으로 변한다든지 과하게 여드름이 나는 것이다. 인스타그램에서 많은 팔로워를 거느린 "인

플루언서"이자 당시 대학에 재학 중인 20대 초반의 여자 선수를 직접 만날 기회가 있었는데 그녀의 변한 목소리를 듣고 충격을 받은 적이 있다. 뿐만 아니라 한 때 내추럴 빌더로 같은 무대에 섰던 여자 선수들이 약물을 하고 나서 호르몬 때문에 변해버린 모습을 보게 되면 매우 안타까웠다. 또한 나는 2년이 넘게 걸려 만든 "어깨 뽕"을 약물을 복용하면서 두 달 만에 (그것도 나보다 더 멋지게) 만든 한 선수에게 우승을 뺏기고 매우 기분이 상한 적도 있었다. 그 사건은 얼마 지나지 않아 내가 보디빌딩 업계를 떠나게 된 주 계기가 되었다.

프로 보디빌더가 되고 나서 첫 번째 세계대회를 준비할 때 몸이 생각처럼 나오지 않아 스트레스를 받고 있으니 나와 대회를 같이 뛰었던 한 남자 선수가 물었다. "민수, 너는 왜 약을 안 써?" 나에게는 약을 쓰지 않은 확실한 이유가 있었는데 첫째는 (내게 있어) 진정한 '운동선수'라면 약물을 하고 대회에 나가는 것은 스포츠맨 정신에 어긋난다는 생각 때문이었고, 둘째는 내가 몸을 만드는 이유가 단순히 대회에 나가서 우승을 하는 것이 아니었다는 것이다. 그렇기 때문에 목숨을 담보로 몸을 만드는 것은 어리석은 짓이었다. 물론 약 한 번 먹는다고 죽지는 않는다. 오히려 적당히 잘 하는 게 더 현명하다 말하는 사람이 있을지도 모른다. 하지만 사람 욕심이란 것이 끝이 없고 이러한 욕심은 언젠가 파멸을 불러 일으킬 수 있다는 것을 알고 있었다. 나 또한 대회를 준비하면서 '우승하고 싶다', '이기고 싶다', '더 멋진 몸을 만들고 싶다'는 욕망을 수없이 느꼈지만 나에겐 흔들리지 않는 중심이 있었기에 유혹에 휩쓸리지 않을 수 있었고, 지금도 어떤 성형수술이나 약물의 힘 없이 완벽한 '내추럴 빌더'로 선수 생활을 한 7년 동안 챔피언을 꾸준히 해올 수 있었다는 것은 나만의 프라이드로 남아 있다.

보디빌딩에서만이 아니라 피트니스 분야에서도 약품이나보조제와 관련된 문제는 비슷하다. "이것 먹으니 살 빠졌어요", "먹고 싶은 거 다 먹고 살 뺐어요" 등 순진한(?) 소비자들을 현혹하는 과대 광고를 수없이 볼 수 있다. 더욱 안타까운사실은 이러한 다이어트 보조제들이 안정성이 검증되지 않은상태에서도 불타나게 팔린다는 것이다. 결국 몸을 더 멋지게만들고 싶은 보디빌더의 욕망이나 살을 빼고 싶어하는 다이어터들의 욕망은 다를 게 없다. 하지만 효과가 좋다는 다이어트 약에는 보통 식욕 억제제 성분이 첨가되어 3개월 이상 장기 복용 시, 부작용을 겪을 위험이 있다. 그리고 약을 끊으면 억제된 식욕이 돌아와 요요 현상을 악화시킬 수도 있다. 그럼에도 불구하고 짧은 시간에 극적인 효과를 보기 위해 굶거나 식욕 억제제와 같은 약에 의존하는 경우가 많은데, 이러한 무분별한 약물 복용 시 심혈관계 이상과 같은 육체적 부작용 말고도 우울증, 불면증, 정신 이상 및 환각 증세까지 심각한 정신적·감정적 부작용 또한 얻을 수 있다.

이러한 부작용을 알면서도 다이어트 보조제를 원한다면 그것은 당사자의 선택이다. 하지만 그 선택에 대한 책임도 분명히 자신에게 있다는 것을 알아야 한다. 안전한 방법, 즉 정석대로 가는 길은 시간은 걸리지만 투자한 만큼 오래 지킬 수 있다.

다이어트 보조제 말고도 운동하는 사람들 사이에서 가장 흔히 볼 수 있는 질문이 바로 단백질 셰이크와 같은 보충제를 먹는 것이 체지방 감량이나 근육 증가에 효과가 있느냐는 것이다. 기본적으로 "보충제를 먹어도 될까? 어떤 보충제가 좋을까?"라는 질문을 하기 전에 보충제가 무엇인지 알아야 한다. 보충제는 말 그대로 인체에 필요한 성분을 보충하기 위해 먹는 건강 보조 식품이다. 그렇기 때문에 나는 보충제를 찾기 전에 자연식에서 얻는 필수 영양소를 섭취하는 것이 기본은 물론 우선 되어야 한다고 생각한다. 반면 필수 영양소를 흡수 하는 데 어려움이 있는 노약자들이나 채식주의자처럼 특정 음식을 섭취하지 않을 경우에는 보충제가 도움이 될 수 있다.

운동선수들을 대상으로 한 연구에 따르면 크레아틴과 같 은 몇몇의 보충제들의 효과가 입증되었다. 육류나 생선에 많 이 함유되어 있는 크레아틴은 고강도 저항 운동 시 운동 수행 능력을 증가시켜주고 이로 인해 근성장에 효과적이라고 알 려져 있다. 하지만 운동선수들의 경우, 강도 높은 훈련을 꾸 준히 하기 때문에 일반 사람들보다 더 많은 열량을 소모하고 더 빠른 회복을 필요로 하기에 그러한 보충제가 필요하고 또 한 효과가 있는 것이다. 하지만 평상시 필요한 만큼의 단백질 이 포함된 식사를 하고 적당한 운동을 하는 일반인이라면 보 충제가 굳이 필요할까? 물론 보충제가 주는 플라시보 효과가 있을 수 있다고 반박할 수도 있지만 그것의 효과가 미미하거 나 거의 없다면? 과한 보충제의 섭취는 오히려 건강을 악화 시키거나 돈만 낭비하는 결과로 이어질 수 있다.

나의 원칙은 강도 높은 운동과 휴식, 철저하게 계획된 식단이 병행되지 않는 한 근육 생성 또는 체지방 감량에 도움을 줄 수 있는 부가적인 보충제는 먹지 않는다는 것이다. 시중에 근성장에 도움이 된다는 보충제는 매우 많지만 그중 어떤 것이 진짜로 효과가 있는지에 대해서는 여전히 의견이 분분할 뿐더러 뭐든 과한 것(과한 운동, 과한 식사)은 해롭기 마련이기 때문에, 나는 될 수 있다면 '내추럴'을 택하라고 권하고 싶다.

전 세계에서 가장 큰 보충제 시장을 가지고 있는 미국의 경우, FDA Food and Drug Administration(미국 식품의약국)는 이러한 보충제에 관해 안정성을 검사하지 않는다. 제품의 안정성이나 성분표에 들어가는 정보 및 효과가 그것을 제조하고 시판하는 업체에 의해 표기되기 때문에 때론 성분표에 적혀 있는 것만큼의 단백질이 들어 있지 않거나 질이 낮은 단백질 또한 많이 포함된다고 한다. 미국 비영리 기관 중 하나인 클린 레이블 프로젝트 Clean Label Project에 따르면 134개의 제품에서 130가지의 독소가 발견되었고, 많은 단백질 보충제 제품들이 암이나 다른 질병을 유발할 수 있는 수은과 같은 중금속, 농약, 비스페놀에이 BPA 등을 포함하고 있다고 한다. 보충제를 먹기 전에 이런 사실들도 알아둘 필요가 있다.

운동을 시작하는 단계라면 보충제를 찾기보단 올바른 식

단을 구성해나가는 게 절실히 필요하다. 살 빠지는 음식을 찾기 보다 살 찌는 음식을 안 먹는 게 더 중요하다. 그리고 나서 기본적으로 살을 빼기 위해서(근육을 만들기 위해서, 또는 건강해지기 위해서) 해야 하는 것들을 다 지키는 것이다. 가령 매 끼니를 건강한 육류와 야채, 건강한 지방을 먹는 것이 되지 않는다면 '어떤 보충제를 먹을까?' 보다 '어떻게 하면 끼니를 더 건강하게 챙겨 먹을 수 있을까?'를 먼저 생각해야 한다. 그리고 근육을 생성하기 위해서 필요한 운동과 적절한 휴식을 취하고 나서 그래도 부족하다고 생각되면 그때 보충제를 먹는 것을 고려해보는 것이 좋겠다.

내가 생각하기엔 이렇다. 인간은 이빨이 있어 음식을 씹어 먹게 만들어졌으며 위에서는 음식을 소화시키기 때문에 액체가 아니라 고체로 된 음식을 먹어야 한다는 것이다. 물론 상황에 따라서 액체로 섭취해야 하는 경우가 있지만 (음료는 예외) 그런 경우를 제외하고 셰이크 한 잔으로 하루에 필요한 에너지 혹은 영양소를 섭취한다는 것이 나는 좀 미심쩍다. 이론적으로는 셰이크 한 잔에 하루 필요한 열량 모두가 있고, 약 한 알에 필요한 영양소가 다 들어 있다는 사실을 반박할 수 없다. 하지만 그게 몸에 들어갔을 때 정말 음식과 똑같이 작용하는 걸까?

옛말에 '음식이 보약이다'라는 말이 있다. 과학이 빠르게 발전하면서 다양한 건강 기능 식품들이 개발되고 있다. 분명 언젠가는 정말로 효과 있고 편리한 기능 식품이 나올지 모른다. 하지만 그때까지 우리에겐 원시 시대부터 인류가 먹어 온 자연식, 믿을 수 있는 곳에서 믿을 수 있는 재료로 올바르게 만들어진 음식을 먹는 것이 가장 안전하고 건강하다고 본다.

비타민과 무기질 등 영양제에 대해서도 내 생각은 비슷하다. 영양제를 먹는 것보다는 규칙적인 생활과 건강한 식단, 수면과 운동이 건강의 비결이라고 본다. 그렇긴 해도 평소 내 추럴 원료로 만들어진 멀티비타민과 오메가3는 챙겨 먹고, 상황에 따라 비타민 B12, 마그네슘과 같은 추가적인 영양제를 먹기도 한다. 하지만 필수 영양소와 무기질의 과다 복용 또한 건강에 문제가 될 수 있으므로 사용에 대한 주의사항과 적절한 지침이 필요하다. 영양제의 경우 사람에 따라 유전적인 요소 및 체질에 따라 부족한 영양분 또는 필요로 하는 것이 다를 수 있기 때문에 (특별한 질병을 가지고 있거나 따로 먹고 있는 약이 있을 경우는 더더욱) 전문의와 상의해서 자신의 건강에 맞게 필요한 식이보충제를 챙겨 먹는 것이 좋다. 우리 주변에는 '천연 보충제'도 있다. 바로 녹차나 커피다. 항산화 작용뿐 아니라 체지방 감량에도 효과적이므로 매일 즐겨 먹는 것 중 하나이다. 카페인은 집중력과 운동 수행 능력을 높여주지만 섭취가 지나치면 흥분, 초조 등과 같은 부작용이 생길 수 있으니 카페인에 민감한 사람이나 청소년은 주의해야 한다. 성인이라면 하루 300밀리그램(원두커피 3잔 정도)까지 섭취해도 별 무리 없으며 청소년은 그 절반 이하로 섭취하는 것이 좋다.

병에 걸렸거나 컨디션이 나쁠 때 약에만 의존하는 것보다 충분한 휴식을 취하고 면역력을 높일 수 있는 환경을 만들어주는 것에 신경을 써야 한다. 영양제를 먹는 원리도 이와 같다. 무턱대고 먹기보다 기본적인 생활 습관에 신경 쓰면서 평소에 자기 몸을 주의 깊게 살피는 연습을 하는 게 좋다. 또 영양제 등 건강 기능 식품을 먹을 때 다음과 같은 상황에서는 부작용이나 문제가 있을 수 있으니 주의하는 것이 좋다. 첫째로 건강 기능 식품을 여러 개 같이 먹는 것, 둘째로 약을 복용하며 건강 기능 식품 먹는 것, 셋째로 약 대신 건강 기능 식품을 먹는 것, 넷째 건강 기능 식품을 지나치게 많이 먹는 것, 다섯째 수술 전후 건강 기능 식품을 먹는 것 등이다.

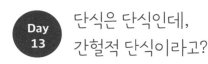

Day 13 단식은 단식인데, 간헐적 단식이라고?

마운틴 클라이머 7회(양발 왕복시 1회)

런지 7회(한쪽당) / 2단계 푸시업 10회

버피 7회

보디빌딩을 시작하고 나의 하루 일과는 먹는 것이 되었다. 단백질을 먹지 않으면 근육이 분해된다는 말에 다른 보디빌더들처럼 매 3시간마다 다섯 끼(때론 여섯 끼) 식사를 시작했다. 적게 여러 번 먹는 것이 보편적인 다이어트 식단으로 알려져 있었고, 대부분의 선수들이 그러한 식단을 따랐기 때문에 나 또한 그러려니 하고 하루 다섯 끼의 식단을 시작했다.

솔직히 이러한 다이어트는 효과가 있었다. 그렇게 챔피언 메달을 따낼 수 있었고 당시 내 체지방률은 12퍼센트였으니 말이다. 하지만 많은 근육과 적은 체지방을 가진 것이 결코 건강한 것이 아니라는 것을 곧 알게 되었다. 2013년 한창 활발히 선수 활동을 할 시기에 건강검진을 했는데, 식이 조절과 운동을 해야 한다는 결과가 나온 것이 아닌가? 하루 2번 운동을 하며 그 누구보다 철저하게 식단 조절을 하고 있는 비키니 챔피언에게 운동을 하라니! 원인인즉 공복 혈당이 110으로 다소 높게 나왔기 때문이다. 아마 내 인생 중 가장 어이가 없던 순간이 아니었나 싶다. '뭐 이런 돌팔이가 다 있나?'라는 생각을 하며 병원을 떠나긴 했지만, 어쨌든 검사 결과상 공복 혈당이 높았던 것은 사실이었기 때문에 철저하게 관리하고 있다고 생각했던 식단에 뭔가 개선이 필요한 것은 아닌지 의구심이 들기 시작했다. 그런 생각을 하던 즈음, 건강 관련 커뮤니티를 통해 '간헐적 단식Intermittent fasting'이라는 것을 알게 되었다.

간헐적 단식이란 말 그대로 시간의 간격을 두고 굶는 것을 말한다. 정해진 시간 안에서만 식사를 하고 남은 시간 동안에는 공복을 유지하는 것으로, 16시간 단식이 가장 보편적인 방법이다. 근육을 유지해야 하는 보디빌더로서는 가장 걱정되는 것이 근육 손실이었기 때문에, 아무리 효과적인 식이요법이라지만 '굶는다'는 말에 시도할 생각조차 안 했다. 하지만 차츰 간헐적 단식에 관한 수많은 연구 결과를 알게 되었고,

효과를 잘 살펴보니 해볼 만한 식이요법이라는 생각이 들었다. 간헐적 단식은 여러모로 건강에 좋고 체지방 감량에 도움이 될 뿐 아니라 오히려 성장호르몬을 증가시켜 근육 발달에 도움을 준다는 것을 알게 되었다.

간헐적 단식이 가져다주는 대표적인 건강상의 이점 중 하나는 바로 '자가포식Autophagy' 작용이다. 자가포식이란 말 그대로 자기 자신을 먹는 것으로 우리 몸이 효율적으로 돌아가기 위해 오래되었거나 불필요한 세포 성분을 스스로 제거해 에너지를 얻는 활동을 말한다. 신체가 갖고 있는 선천적 기능으로 노폐물 제거 및 재활용 시스템이라고 보면 되는데, 자가포식은 염증을 통제하고 면역력을 증진시키는 역할 또한 한다는 증거가 발견되었다.

또 하나의 장점은 혈당 조절이다. 음식물은 소화 과정에서 포도당으로 분해되는데, 분해된 포도당은 에너지원으로 쓰이기 위해 혈액에 흡수된다. 이때 높아진 혈당을 원래 상태로 복귀시키기 위해 혈당 수치를 조절하는 호르몬인 인슐린이 분비된다. 인슐린은 높아진 혈당을 낮추고 분해하여 에너지원으로 사용하거나 나중을 위해 저장해놓는다. 에너지로 쓰이지 않은 당은 1차적으로 글리코겐 형태로 간과 근육에 저장되는데 이때 저장되는 양이 정해져 있어 남은 당은 지방세포에 저장된다.

정제된 탄수화물이나 당분 등 혈당을 높이는 음식을 많이 먹거나 섭취한 열량이 필요 이상으로 많으면(먹고 움직이지 않는다면) 세포들이 인슐린 저항성이 생기게 되고 이것은 비만의 주 원인이 된다. 공복 상태에서 인슐린은 에너지원으로 지방 세포에 저장되어 있는 당을 꺼내 쓸 수 있게 도와준다. 그러므로 간헐적 단식은 인슐린이 축적된 지방의 연소를 유도할 수 있도록 하여 체중 감량에 도움을 줄 수 있다. 하지만 저체중이거나 임산부, 아이들, 노인들은 단식을 주의해야 한다. 건강에 이상이 있는 사람이라면 간헐적 단식 시작 전 전문의와 상의할 것을 권한다.

처음 간헐적 단식을 시작했을 때, 배고픔을 견디는 것이 무척이나 힘들었다. 특히나 눈 떠서부터 눈 감을 때까지 먹는 게 일이었던 보디빌더에게 16시간 단식은 참기 힘든 고통이었다. 나중에서야 알았지만 특히 여자들은 호르몬의 영향으로 배고픔에 더욱 민감하다고 한다. 그렇기 때문에 단식을 처음 시작하는 사람이라면 무리해서 16시간의 공복을 유지하는 것보다 12시간에서부터 공복 시간을 차차 늘려나가는 것을 추천한다. 하루 중 한 끼(아침 또는 저녁)만 거르면 쉽게 단식을 시작할 수 있다.

장시간 공복을 유지하면 위가 작아지고, 먹을 수 있는 시간이 정해져 있어 전체적으로 먹는 양이 줄어들게 된다. 이때 하루에 필요한 총 칼로리 및 필수 영양소를 섭취하는 것이 중요하다. 단식은 적게 먹는 것이 아니라 공복을 유지하는 것이기에 단순히 칼로리를 줄이는 식단이 되는 것을 피해야 한다. 저칼로리 혹은 칼로리 제한 다이어트는 지속하기가 어렵고 요요 현상을 불러오기 때문이다. 그렇기 때문에 열량은 높지만 영양가가 풍부한 오메가3와 같은 좋은 지방의 섭취를 늘리는 것이 필요하다.

간헐적 단식을 할 때 많은 사람들이 하는 실수가 바로 식사 시 아무거나 먹는다는 것이다. 공복을 유지하며 절제를 하고 있으니, 먹을 때가 되면 보상심리로 고열량의 영양가가 없는 음식들로 식사를 하는 사람들이 있다. 이 경우 단식의 시간을 줄여서라도 건강하게 먹는 것이 우선 되어야 한다. 물론 간헐적 단식은 '시간 제한 다이어트'라고도 불리며 단순히 먹는 시간과 공복 시간을 나눈 식이요법이며 '무엇을 먹는가'에 대해서는 제한을 두지 않는다. 하지만 내 목표가 더 건강하게 사는 것이라면 공복 유지 시간을 잘 지키되 먹을 때는 건강에 좋은 음식을 골고루 먹는 것이 중요하다. 먹는 시간이 정해져 있다고 해서 그 시간 동안 끊임없이 먹는 것 또한 피해야 한다. 정확하게 하루에 필요한 칼로리를 재서 먹는 것이 아닌 상태에서 먹는 횟수가 잦아지면 나도 모르는 사이 섭취한 총 열량이 높아질 가능성이 높다. 결국 체지방의 증가는 총 열량 섭취량이 소모량보다 더 많을 경우, 즉 에너지 불균형에 의해 일어난다. 한 끼를 먹어도 포만감이 오래가는, 식이섬유가 풍부하고 영양가 있는 음식들을 먹어서 입에 계속 뭔가를 넣는 습관을 바꿔야 한다.

공복 시 폴리페놀이 많이 함유된 음료를 마시면 배고픔을 줄이고 단식 효과를 높일 수 있다. 대표적인 항산화(노화 방지) 물질로 알려져 있는 폴리페놀은 자가포식 작용을 더욱 활발하게 만든다고 밝혀졌다. 대표적인 음료는 블랙커피와 녹차, 홍차가 있다. 이 음료들 속 카페인은 또한 신진대사를 활발하게 해 체지방 감량에도 효과적이므로, 이때 운동을 곁들이면 다이어트에 더욱 도움이 된다.

나의 경우 저녁 8시부터 다음날 낮 12시까지 보통 16시간의 간헐적 단식을 하고 있다. 아침에 일어나서 물 500밀리리터를 마신 후 블랙커피를 한 잔 마시고 스트레칭으로 하루를 시작한다. 단식을 깨는 낮 12시에 영양가가 풍부한 첫 끼를 먹고, 차나 커피를 마신다. 오후 4시경 가볍게 간식을 먹고, 운동을 다녀와 8시경 마지막 식사를 하고 있다. 이렇게 간헐적 단식은 바쁜 현대인들이 쉽게 실천할 수 있고 자기 라이프 스타일에 맞출 수 있어 효율적인 식이요법이다. 하루에 6끼를 먹다가 3끼로 줄이고 나니 음식을 준비하고 치우는 시간, 먹는 시간이 모두 절약되어 좀 더 여유 있는 하루를 보내게 되었다. 간헐적 단식을 시작하고 나서 공복 혈당 수치가 정상으로 돌아온 것은 물론 일의 집중도가 높아졌다. 존스홉킨스 의학대학교의 신경학과 교수인 마크 맷슨 박사는 연구를 통해 단식이 알츠하이머나 파킨슨병과 같은 신경 계통 질환을 예방하는 데 도움이 될 수 있을 뿐 아니라 기억력을 향상시키고 우울증을 완화하는 등 전반적 뇌 건강에도 좋다고 한다.

간헐적 단식은 최근 효과 있음이 밝혀진 식이요법이긴 하지만, 사람에 따라 나타나는 효과는 다를 수도 있다. 이 세상에 완벽한 식단이나 식이요법은 없다고 생각한다. 자신이 자라온 환경과 현재의 건강 상태, 가족력 및 유전적인 특성에 따라 자신에게 맞는 식단을 찾기 위해서는 어떤 음식에 알러지가 있는지 알아야 하는 것처럼, 스스로에게 맞는 음식이나 식사법이 무엇인지 또는 해가 되는 것이 무엇인지 알아가는 것이 중요하다. 특정 음식을 먹고 소화가 안되거나 속이 더부룩해진다면 실험을 통해서 그것이 어떤 음식인지 알아내고 식단에서 제거해나가면서 신체 반응을 보는 것이 필요하다. 어떠한 건강 식단이든 가장 중요한 것은 내가 지속할 수 있는 식단이 되어야 한다. 양은 적당하게, 자연에서 온 있는 그대로의 간단한 식단으로 시작해보자.

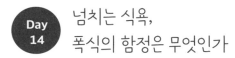

넘치는 식욕,
폭식의 함정은 무엇인가

Day
14

밤만 되면 당기는 야식 때문에 많은 사람들이 고민에 빠진다. 하지만 밤에 먹는 것이 나쁜 것만은 아니라는 것을 아는 사람은 많지 않다. 물론 잠을 청하기 바로 전 음식을 먹으면 소화가 잘 되지 않으니 소화가 되는 시간에 따라 잠들기 1-3시간 전에 먹어주는 것이 좋은데, 살을 빼고 싶다면 밤에는 특히 고열량의 영양가가 없는 음식들(패스트푸드나 가공식품)만큼은 멀리하는 게 좋다. 자는 동안은 열량의 소모가 거의 없기 때문에 밤늦게 섭취한 음식은 전부 지방으로 변환되어 저장된다고 보면 된다. 하지만 배가 너무 고프면 잠을 청하는 데 어려움을 겪기 때문에 이때를 대비하여 건강한 야식거리를 챙겨두는 것도 좋은 방법 중 하나다. 야식에 좋은 음식으로는 수면을 돕는 단백질 구성 물질 중 필수아미노산의 한 종류인 '트립토판'이 풍부한 계란이나 그릭 요거트, 수면 사이클을 조절하는 호르몬인 '멜라토닌'이 풍부한(또는 멜라토닌 분비를 촉진하는) 타트 체리, 올리브, 호두 또는 수면을 유도하는 마그네슘이 풍부한 아보카도나 아몬드버터와 같은 건강한 지방을 추천한다. 한 연구에 따르면 자기 전 먹는 키위가 불면증과 숙면에 도움이 될 수 있다고 한다. 칼로리가 낮고 영양분이 풍부한 키위에는 비타민C와 카로티노이드와 같은 항산화에 좋은 영양소가 풍부할 뿐 아니라 수면 주기를 조절하는 데 도움을 주는 뇌 화학물질인 세로토닌이 풍부하다. 안정을 취하는 데 도움이 되는 따뜻한 캐모마일, 페퍼민트 차도 거짓 배고픔을 잠재우는 데 좋다. 단 음료의 경우 너무 많이 마시거나 취침 직전 마실 경우 새벽에 화장실을 가야 해 취침을 방해하는 원인이 될 수도 있으니 주의해야 한다. 야식이 생각날 때 내가 즐겨 먹는 간식들은 아래와 같다.

(자기 2~3 시간 전 식사 대용)

커민 뿌린 삶은 계란, 통밀빵 칠면조 샌드위치, 무설탕 그릭 요거트

와 믹스베리, 견과류 토핑

(자기 1~2 시간 전 간식 대용)
히말라야 핑크 소금 뿌린 삶은 완두콩, 바나나에 아몬드버터, 홈메
이드 팝콘

간혹 특정 음식이 유난히 당길 때가 있고 반복되는 폭식으
로 다이어트 자체에 진절머리가 나기도 한다. 이럴 때 음식
이 당기는 원인을 안다면 대처하기도 쉬울 것이다. 신체 기능
이 제대로 돌아간다고 가정했을 때 뭔가 특정한 음식이 당긴
다면 몸이 어떤 영양소를 필요로 해 먹고 싶어지는 것일 수도
있다. 자연의학박사이자 자연치유 암 클리닉을 운영하는 콜
린 휴버Colleen Huber 박사는 뭔가가 먹고 싶어진다면 그것이 우
리의 몸이 보내는 신호라고도 했다. 그럼 그 영양소가 포함된
건강한 다른 음식으로 대체해서 먹도록 하자.

패스트푸드가 당긴다면 미네랄이 풍부한 히말라야 핑크
소금으로 요리를 해보자. 짠 음식이 생각난다면 해조류나 뼈
국물도 좋은 대체제가 될 수 있다. 인슐린을 강화하고 글루코
스 대사 활동에 관여하는 미네랄인 크롬이 부족할 경우 단 음

식이 유난히 당기는 원인이 될 수도 있다. 이 경우 크롬이 풍부한 당근, 브로콜리, 아스파라거스, 계란, 감자 등을 먹어보자. 고기가 유난히 먹고 싶다면 면역 체계에 중요한 역할을 하는 아연이 부족한 것일 수 있다. 아연을 얻기 위한 최고의 음식은 붉은 고기이지만 당장 품질 좋은 고기를 먹을 수 없다면 아연이 풍부한 시금치나 조개류, 치즈, 호박씨 또한 도움이 된다. 탄수화물이 지나치게 당기는 사람은 트립토판 부족을 염두하자.

유난히 당기는 음식	결핍 영양소	대체제
초콜릿	마그네슘	녹색채소, 견과류, 아보카도, 호박씨
단 음식	크롬	양파, 버섯, 당근, 감자, 아스파라거스, 통곡물, 브로콜리, 계란
짠 음식	전해질, 미네랄	샐러리, 올리브, 토마토, 김 등의 해초
기름진 음식	칼슘	브로콜리, 케일, 콩, 참깨
탄수화물	트립토판	칠면조, 캐슈넛, 연어
붉은 고기	아연, 철분	시금치, 조개류, 굴, 두부, 계란
치즈/유제품	필수지방산	생선, 치아씨드, 닭

하지만 음식이 넘쳐나는 이 사회에서는 보통 고열량의 영양가 없는 음식이 당기는 경우가 대부분이다. 이럴 경우 내 몸이 그것을 진짜 필요로 해서가 아니라 습관적인 또는 환경적(문화적), 감정적(심리적)인 식욕이라고 보는 게 더 맞을 것이다.

1900년대 초반 러시아의 생리학자이자 심리학자인 이반 파블로프의 유명한 '파블로프의 개 실험'이 있다. 파블로프는 개의 눈앞에 먹이를 놓으면 그것을 보고 개가 자연스럽게 침을 흘린다고 생각했다. 하지만 그는 개가 음식을 들고 오는 사람의 발소리를 알아차리는 순간부터 침을 흘린다는 것을 알게 되었다. 파블로프는 먹이를 줄 때 개에게 종소리를 들려주는 실험을 했고, 학습을 통해 특정 반응이 나오는 현상을 발견하게 되었다. 종소리를 들었을 때 먹이를 얻는 경험이 반복되자 개는 종소리만 듣고도 침을 흘리게 된 것이다. 파블로프는 이 실험을 통해 생리적인 현상을 어떤 조건과 결합하여 조건자극에 의해 새로이 형성된 반응을 나타내는 '고전적 조건 형성'을 설명했다.

이와 비슷하게 사람의 식욕도 환경적인 영향 또는 습관성으로 나타나는 것을 볼 수 있다. 예를 들어 식사 후 디저트로

일단 21일만 운동해보기로 했습니다

달달한 케이크를 먹는 행동을 반복할 경우, 식사만 마치면 달콤한 것이 생각나 항상 디저트를 찾게 될 수 있다. 나는 보통 친구들과 점심 식사 후 커피를 즐겨 마시는데 언젠가 치즈케이크를 함께 먹은 적이 있다. 아메리카노와 치즈케이크를 함께 먹어본 사람이라면 그 둘의 궁합이 얼마나 잘 맞는지 알 것이다. 그 후 나는 종종 식사 후 아메리카노와 치즈케이크의 조화를 즐겼는데, 어느 순간 아메리카노를 시킬 때면 치즈케이크도 시키고 있다는 것을 알아차렸다. 특정한 음식을 특정한 때에 먹는 습관이 형성돼버린 것이다. 텔레비전을 보면서 무심코 과자나 아이스크림에 자꾸 손이 가는 것도 같은 패턴으로 이해할 수 있다.

　여자들의 경우 호르몬의 변화에 의해 유난히 음식이 당기는 것을 경험하게 된다. 생리주기나 임신, 폐경기를 겪으면서 성호르몬의 수치가 변하고 이는 우리의 식욕을 자극한다. 특히 생리 중에 우리 몸은 더 많은 마그네슘을 사용하기 때문에 초콜릿이 더 당긴다고 한다. 나 또한 초콜릿을 매우 좋아하여 매일 다크 초콜릿을 먹곤 했다. 그런데 최근 30일 자연식물식 식단Whole-food Plant-based diet을 통해 이 또한 달라질 수 있음을 알았다. 자연식물식 식단이란 채식에 기반한 식단으로 신선한 원재료를 가급적 가공하지 않고 자연에서 나온 있는 그대로에 가깝게 먹는 것을 말한다. 이 식단의 기본적인 원칙은 이렇다.

- 퀄리티가 높은 식품 (유기농 또는 로컬식품)
- 가공을 최소화한 생식 기반
- 야채, 과일, 견과류, 콩류, 통곡물 등의 채식에 집중
- 동물성 식품은 제한하거나 최소화
- 정제 식품 배제

내가 이 식단을 시작하게 된 계기는 〈더 게임 체인저스〉라는 2018년 다큐멘터리이다. 운동선수들의 몸 컨디션 및 경기 성과와 식단의 상관관계를 말하면서 육식과 채식 중 어떤 식단이 더 좋은가에 관해 논쟁하는 내용인데, 현 운동선수들을 대상으로 채식과 육식을 한 후 건강 상태를 비교하고, 또한 완전 채식을 통해 최고의 컨디션을 유지하는 다양한 스포츠 선수들(미식축구, 보디빌딩, 역도 선수 등)의 이야기를 소개한다. 이 다큐멘터리를 본 후 나는 30일 동안 완전 채식 식단(육류, 생선, 계란 및 유제품 제외)을 체험해보았고, 상당히 큰 변화를

맛보았다. 바로 생리 전 증후군이 사라진 것이다! 생리 전에 오는 예민함, 짜증과 같은 감정적인 변화뿐 아니라 이때만 오면 먹어도 먹어도 배가 고픈 미친 듯한 식욕 또한 사라졌다. 거기다 초콜릿에 대한 욕망이 완전히 사라져 매일 먹던 초콜릿을 끊게 되는 계기가 되었다. 30일간의 체험이었기에 더 장기간 관찰할 필요도 있고, 또한 그 원인도 다양하겠지만 자연 식물식 식단을 통해 평소 초콜릿을 당기게 하는 마그네슘을 포함한 전반적 필수 영양소 섭취가 증가했기 때문일 거라고 추측해본다.

이처럼 식욕을 돋우는 데 영향을 주는 대표적인 요소가 바로 호르몬이다. 호르몬은 식욕을 좌우할 뿐 아니라 지방을 얼마나 체내에 비축할지도 정한다. 지방을 저장하는 대표적인 호르몬인 인슐린에 저항성이 생기면 혈당과 인슐린 수치가 올라가게 되고 이는 비만이나 당뇨병과 같은 대사증후군을 야기한다. 지방세포에 의해 만들어지는 렙틴은 포만감을 주는 호르몬으로 음식을 먹은 후 포만감을 느끼게 하고 식욕을 줄여준다. 반면 그렐린은 배고픔을 느끼게 하는 호르몬으로 체내에 음식이 필요할 때 먹으라는 신호를 보낸다. 호르몬에 이상이 생길 경우 배가 부르다는 것을 느끼지 못해 계속 먹게 될 수 있다. 대사에 관여하는 호르몬들이 제대로 활동하기 위해서는 기본적으로 앞에서 말한 건강한 식단과 운동이 필수이다.

수분도 식욕과 관련이 있다. 군것질을 할 때 목이 말라서 먹는다는 생각을 하는 사람은 별로 많지 않을 것이다. 하지만 우리가 종종 느끼는 배고픔이 단순히 수분이 부족해서인 경우도 많다고 한다. 점심 식사 후, 오후 4시경이 되면 유난히 '당'이 당기는 것을 경험한다. 신체는 근육에 저장된 글리코겐을 꺼내 에너지로 사용하는데 이때 체내에 수분이 모자라면 (즉, 오전 동안 충분히 물을 마시지 않았다면) 이런 신진대사 활동이 어렵게 되어 에너지가 필요한 우리 몸은 외부에서 단 것을 찾게 된다고 한다. 그렇기 때문에 늦은 오후 당이 떨어진다 싶으면 달달한 간식을 찾기 전에 물을 마시는 것이 필요하다.

기분도 식욕과 관련이 있다. 많은 사람들에게 끊임없는 식탐과 폭식을 유발하는 가장 큰 이유 중 하나는 바로 '감정 흡입'이다. 누구나 한 번쯤은 스트레스를 받거나 우울하고 화날 때 군것질을 하고 기분이 나아진 적이 있을 것이다. 감정을 조절하는 호르몬인 세로토닌 분비 수치가 낮을 경우 우리는 우울하거나 짜증나는 등 감정의 기복을 더 심하게 느낀다고 한다. 그때 정제된 설탕이 많이 든 단당류 탄수화물을 먹으면 기분을 좋게 만드는 도파민, 세로토닌과 같은 호르몬이 분비되는데 이것이 우리의 기분을 빠르게 (하지만 잠시 동안만) 나아지게 하는 효과가 있다. 이런 원리로 스트레스나 걱정은 과식이나 폭식을 하는 주 원인이 된다.

부정적인 감정 외에도 지루함, 심심함이 식욕을 돋굴 때도 있다. 나는 평소에는 식단 관리를 잘 하지만 장거리 운전을 하거나 할 일이 없이 가만히 앉아 있는 경우 (가령 비행기 안) 계속해서 뭔가가 먹고 싶어진다. 또는 집에서 편하게 쉬는 주말이면 입이 궁금해지곤 한다. 일정이 빡빡하고 바쁜 주중과는 사뭇 다르다. 이럴 경우 저칼로리의 바삭바삭한 간식을 먹는 것을 추천한다. 내가 즐겨먹는 간식은 오븐에 바삭하게 구운 케일칩인데 케일과 올리브유, 히말라야 핑크 소금만 있으면 집에서도 간단히 만들어 먹을 수 있다. 후무스에 당근이나 셀러리를 찍어 먹는 것 또한 좋은 대체제이다.

감정적, 심리적인 원인으로 '폭풍 흡입'을 하는 사람들의 경우 스트레스를 음식으로 풀기 전에 가벼운 운동을 하는 것이 좋다. 운동을 하면 엔도르핀이 돌아 스트레스 해소나 긴장 완화에 도움이 되기 때문이다. 밖에서 햇빛을 쬐고 맑은 공기를 마시며 가벼운 산책을 하는 것 또한 도움이 될 수 있다.

폭식이나 과식, 이유 없이 음식이 당겨 고민이라면 제일 먼저 자신이 어떤 타입인지 아는 게 중요하다. 습관적으로 먹는 게 문제인지, 아니면 호르몬의 영향인지. 정말로 특정한 영양소가 부족해서일 수도 있고, 아니면 스트레스가 폭식으로 이어지는 것일 수도 있다. 식욕이 폭발하는 진짜 이유는 복잡하고 다양하다. 어쩌면 이 모든 게 결합되어서일 수도 있다. 근본적인 문제점을 파악하기 위해서는 자신의 식습관 패턴과 함께 감정, 심리 변화를 적어가며 객관적으로 살피는 것이다. 그리고 나서 그에 맞는 해결책을 찾는 것이 중요하다. 하지만 그 어떠한 경우든 영양가가 풍부한 음식을 골고루 먹고, 물을 좀 더 자주 마시고, 가벼운 운동으로 시작한다면 상당 부분 해결할 수 있을 것이다.

일단 21일만 운동해보기로 했습니다

3주차

운동 멘탈을
튼튼히!

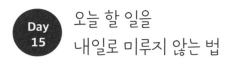

Day 15
오늘 할 일을
내일로 미루지 않는 법

~~~~~~

오늘의 10분 운동   핸드 워킹 8회 / 스쾃 8회

Day 15   3단계 푸시업 5회

싱글 레그 데드리프트 8회(한쪽당)

무엇이든 성공하고 싶다면 꾸준히 해야 하고, 꾸준히 하려면 오늘 할 일을 내일로 미루지 않아야 한다. 운동도 마찬가지다. 운동을 매일 하는 것은 처음엔 어려울 것이다. 하지만 오늘 할 일을 오늘 할 수 있다면? 드레싱 없이 샐러드만 먹어도 맛있고, 엘리베이터가 있어도 거뜬히 계단을 이용하고, 건강한 라이프 스타일이 습관이 되는 경지, 오늘 할 일을 내일로 미루지 않는다면 누구나 가능하다.

첫째, 완벽한 계획을 짜려다가 지치지 말자.

많은 사람들이 운동을 습관으로 만들기 위해 계획을 세우

일단 21일만 운동해보기로 했습니다

지만 정작 계획 세우는 데 시간을 다 보내고 운동은 시작도 못하고 끝나는 경우가 많이 있다. 성공을 하기 위해선 계획을 세우는 것이 중요하다고 했는데 그럼 계획을 세우지 말아야 할까?

우리가 하는 모든 일에는 에너지가 소비된다. 집안일부터 시작해서 사람들과의 대화, 심지어 '오늘 점심에 뭘 먹을까?'라는 결정을 내릴 때에도 에너지가 소비된다. '이번에는 꼭 운동하는 습관을 만들자!'라는 결심을 하고 목표를 세웠는데, 기왕이면 단번에 목표를 이루고 싶어 '어떻게 해야 하나?', '뭘 해야 하나?' 하고 '완벽한 계획'을 세우려고 고민하는 사람들이 있다. 이러면 계획에서부터 지쳐버리기 일쑤다. 또 오늘 해야 할 일을 시작하기도 전에 생각지도 못한 약속 또는 일이 생겨 계획에 차질이 생기기도 한다. 오늘 할 일을 내일로 미루지 않기 위해선 가장 먼저 이 세상에 '완벽한 계획은 없다'는 것을 이해해야 한다.

둘째, 일단 시작하고 계획해도 된다.

그렇기 때문에 뭔가를 시작하려 할 때, 계획을 세우는 것은 중요하나 '완벽한' 계획을 짜기 위해 너무 스트레스 받지 않아도 된다. 계획이 다소 부족했어도 일단 시작했고 실행하고 있다면 어쨌든 무언가 달라지고 있는 셈이지만, 아무리 잘 세워봤자 실행 못 하는 계획은 있으나 마나이기 때문이다. "이번주는 출장을 가니까", "연휴 지나서부터", "날씨가 좀 풀리면" 하면서 시작을 늦추는 경우가 많이 있다. 목표를 세웠다면 일단 시작하는 것이 중요하다.

《나는 4시간만 일한다》의 저자 팀 페리스는 선택의 자유를 가진 사람으로 살기 위한 첫 번째 단계로 무언가 이루고자 마음을 먹었다면 바로 실천을 하라고 조언했다. "적절한 타이밍이란 없다. '언젠가' 라는 말은 꿈만 꾸다가 생을 마감하게 할 병이다. 당신에게 어떤 일이 중요하고, '결국'에는 그 일을 원한다면 지금 바로 시작하라."

셋째, 포기하는 것보다는 융통성을 발휘하는 게 낫다.

계획을 세워 실행을 하는데, 얼마 못 가 생각대로 되지 않는다고 중간에 포기하는 경우가 많이 있다. 목표를 이루는 데에는 한 가지 방법만이 아니라 여러 가지의 방법이 있다. 내가 세워놓은 계획에 예상하지 못한 소소한 어려움이 생긴다면, 일단 진행하면서 되는 쪽으로 방법을 찾아나가면 된다.

일단 21일만 운동해보기로 했습니다

이를테면 운동을 시작하는 초보자들이 많이 하는 실수 중 하나는 처음부터 운동 동작을 완벽하게 마스터하려는 것이다. 시작하는 단계에서는 당연히 완벽할 수 없다. 단순히 운동 동작을 따라 할 뿐이다. 완벽하진 않아도 비슷하게 하려고 하다 보면 경험이 쌓여 처음엔 안 느껴졌던 근육의 자극이 느껴질 때가 온다.

그런데 난생 처음 동작을 하면서 그 부위 근육이 느낌이 오지 않는다고 그 동작 하나만 될 때까지 무한 반복하려는 사람들이 있다. 성공하는 사람은 포기를 모른다지만 당장 전혀 안되는 것을 억지로 붙들고 있다가는 첫째, 시간 낭비만 할 수 있고 둘째, 아무런 성과 없이 스트레스만 받을 수 있다. 시도를 몇 차례 했는데 영 안되는 동작은 쿨하게 넘어가자. 그날 컨디션이 나빠서일 수도 있고 그 동작이 유난히 자신에게 어려울 수도 있다. 그럴 땐 대신에 되는 다른 동작을 찾아서 하고, 얼마 후 다시 시도해도 된다. 런지가 잘 안돼서 스쿼을 하다 보면 어느 날 런지가 되는 날이 찾아온다.

넷째, 데드라인이 없는 계획은 생각으로 사라진다.

초등학생 때 가장 기다리던 시간은 방학이었다. 반면 가장 싫은 것은 방학 숙제를 하는 것이었다. "오늘 할 일을 내일로 미루지 말자"라는 급훈을 매일 보면서도, 방학 숙제를 미리 하는 경우는 거의 없었다. 당연히 방학을 시작하고는 '아직 방학이 많이 남아 있으니까'라는 생각에 룰루랄라 놀기 바빴다. 방학만 하면 왜 그리 시간이 빨리 가던지. 어느덧 개학이 코앞으로 다가오면 방학 숙제를 하느라 발등에 불이 떨어진다. 그래도 숙제를 마칠 수 있었던 것은 개학이란 '마감일'이 있기 때문이다. 오늘 할 일을 미루지 않기 위해서는 스스로에게 마감일을 주어야 한다.

운동을 할 때도 마감일이라는 요소를 활용해볼 수 있다. 마라톤 대회나 스파르탄 레이스 출전일을 마감일로 삼아 도전하는 것은 운동을 꾸준히 하는 데 좋은 동기가 되어준다. 뛰는 게 어렵다면 걷기대회부터 시작하는 것도 좋겠다. 함께 대회를 준비하는 파트너가 있다면 두 사람이 공유하는 마감일이 되어 더 즐거워질 것이다. 내 인생 가장 멋진 몸을 만들어보자는 생각을 갖고 있다면 전신 사진 촬영 또한 좋은 동기가 될 수 있다. "언제까지 몸을 만든 후 스튜디오에서 사진을 찍겠다"는 마감일을 만드는 것이다.

일단 21일만 운동해보기로 했습니다

다섯째, 현재를 살아라.

오늘 할 일을 내일로 미루지 않는 가장 좋은 방법은 오늘이 내게 주어진 마지막 날이라고 생각하는 것이다. '운동 하나 하는데 죽음까지 생각할 필요가 있나?'라고 생각할지도 모르겠다. 하지만 오늘이 마지막인 사람은 그 시간을 결코 헛되이 보내지 않을 것이며 건강을 잃어본 사람이라면 지금 이 순간 내가 건강히 살아 있는 것만으로도 축복이라고 생각할 것이다.

나는 "운동을 할까, 말까?"와 "이걸 먹을까, 말까?"라는 두 가지 갈림길에 놓일 때 스스로에게 물어본다. 내가 운동을 쉬려는 이유가 정말 몸이 피곤해서 오늘은 도저히 운동을 못 하겠어서인지, 아니면 어제에 이어 꾀병을 피우는 것인지. 내가 이 음식을 먹으려는 이유가 진짜 이 음식이 너무너무 먹고 싶어서 안 먹으면 죽을 것 같은 것인지, 아니면 그냥 습관처럼 입이 궁금한 건지. 그 답은 자기가 이미 알고 있다.

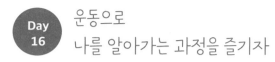

Day 16 운동으로 나를 알아가는 과정을 즐기자

오늘의 10분 운동
Day 16

마운틴 클라이머 8회(양발 왕복시 1회)
런지 8회(한쪽당) / 3단계 푸시업 6회
버피 8회

　내가 어떤 음식을 좋아하는지, 어떤 영화나 음악을 좋아하는지 누구나 잘 알고 있다. 그런데 운동을 그런 식으로 생각해본 적은 있는가? 운동 또한 나를 알아가는 과정이고 이 과정의 즐거움은 상당히 크다.

　몇 년 전, 운동 동기부여 마음가짐에 관한 강의를 할 때였다. 이 날은 운동에 빠진 일반인들보다 피트니스 업계에 종사하고 있는 사람들이 더 많이 왔다. 트레이너 및 GX 강사부터 최근 피트니스 대회에 나가 우승한 사람들까지, 다양한 피트니스 경력을 가진 사람들이 있었다. 대회에서 우승까지 한 사

　일단 21일만 운동해보기로 했습니다

람들이 나에게 무슨 이야기를 듣고 싶었을까?

사람들이 피트니스 대회에 나가게 되는 패턴이 있다. 운동을 시작한 계기는 다들 가지각색이나, 운동을 하다 보니 운동이 주는 즐거움에 빠지게 되었고, 몸이 변하니 자의든 타의든 대회에 나가보자는 도전을 하게 된다. 일단 대회를 출전하게 되면 한 번으로 끝내는 사람은 극히 드물다. 무대에 올랐을 때의 희열은 정말 짜릿하다. 동시에 아쉬움이 남기 때문에 대부분은 입상을 목표로 다시 도전하게 된다. 입상을 하게 되면 이번에는 우승이란 꿈을 꾸게 된다. 우승을 한 후에는 '프로 카드 획득'이라는 다음 목표를 세우게 된다. 마치 태권도에서 검은 띠를 향해 가듯 부단히 다음 단계를 위해 도전한다.

대회를 준비하면 정해진 기한 동안 이뤄야 하는 확실한 목표가 생기기 때문에 동기부여에 굉장히 효과적이다. 나 역시 살을 빼기 위해 시작한 운동이 피트니스 대회로 이어졌고, 프로 선수를 거쳐 이 책을 쓰고 있다. 비슷한 경험을 했기에 강의를 들으러 온 사람들의 마음을 알 것 같았다. 그래서 그들에게 이런 이야기를 했다.

"대회에 나가는 '선수'들한테 하는 말이 꼭 있어요. 대회에서 우승하겠다는 확고한 목표를 갖는 것은 중요하지만, 오로지 우승을 위한 운동이 되어서는 안 된다는 겁니다."

마치 자신들의 마음을 꿰뚫리기라도 한 듯, 강의를 듣는 사람들의 눈빛이 흔들리고 있었다.

"대회가 늘어나면서 매달 챔피언이 나오고, '프로'라는 타이틀을 가진 선수 또한 늘어나고 있어요. 저 또한 챔피언을 하고 프로 카드를 받았지만 선수 생활을 하며 가장 힘들었던 것 중 하나는 바로 '우승을 한다고 달라지는 것은 없다'는 거예요. 우승을 한 그 순간 그리고 길면 일주일? 지나고 나면 아무도 나의 승리에 대해 기억하는 사람은 없어요. 다 자기만족인 거죠."

허탈해서일까? 공감해서일까? 대회에서 입상한 선수들의 눈에 눈물이 고이기 시작했다.

"그렇기 때문에 챔피언 또는 우승이란 목표만을 가지고 운동해서는 안 돼요. 미친 듯이 노력해서 그토록 원하던 우승을 하면 인정받고 유명해지고 돈도 많이 벌 줄 알았는데, 내 인생에는 아무런 변화가 없으니 곧 '멘붕'이 오게 돼요. '내가 누군지 알아? 난 챔피언이야' 이런 자아와 현실에 격차가 생기면서 어느 순간 '아무것도 아닌 것'에 열심히 노력한 자신에 대한 질책과 운동에 대한 회의감만 남게 돼요."

몇몇 사람들의 눈에 고인 눈물이 흘러내렸다. 나 또한 그런 회의감을 느꼈던 그 순간에는 그들처럼 쓰라린 눈물을 흘렸다.

열심히 노력한 결과물이 의미가 없다는 말이 아니다. 지금도 나의 첫 번째 대회는 기억에서 잊혀지지 않는다. 하지만 지금의 나를 만든 것은 트로피를 받던 영광의 순간이 아니라, 헬스장 문이 닫는 일요일 아침 집 앞 언덕을 8번 전력 질주한 것과 시합을 마친 다음 날 다시 훈련하러 헬스장에 간 것, 불타는 금요일 저녁 비어 있는 헬스장에서 혼자 '쇠질'을 하며 나에 대해 알아가는 시간이었다. 결국 우리는 결과가 아니라 과정을 통해 성장한다.

저주받은 하체라며 조상님만 원망하던 내가 운동을 하면서 튼튼한 하체를 가진 것이 얼마나 행운인지도 알게 되었다. 반면 상체 운동은 아무리 해도 변화가 없어 '나는 유전적으로 상체는 안되나 보다'라고 단정 지은 적도 있다. 하지만 수년간의 훈련을 거쳐 알게 되었다. "안되는 것은 없다. 다만 시간이 걸릴 뿐이다." 나는 하체 근육이 상체 근육보다 더 발달되어 있었기 때문에 하체의 변화는 눈에 띄게 보였고, 이런 변화는 내가 하체 운동을 더 열심히 하는 계기를 만들었다. 그 결과 하체는 더욱 좋아졌고, 상대적으로 상체의 변화는 더더욱 눈에 띄지 않게 되었다. 상체 근육을 느끼는 데 오랜 시간이 필요했지만 근육을 쓰는 법을 깨우치고 나자 급격히 변화가 보이기 시작했다. 나의 강점과 약점을 이해하고 약점 또한 노력으로 인해 보완될 수 있다는 것을 경험하니 예전에는 생각지도 못한 어려운 동작들도 즐거운 도전으로 받아들이게 되었다. 또한 어려운 동작들을 하나씩 성취해가면서 나의 한계는 나로 인해 정해진다는 것을 알게 되었다.

"난 상체보단 하체 운동이 잘되네, 하체 근력이 더 좋은가 봐."

"유연성은 괜찮은 것 같은데 코어에는 힘이 영 안 들어가는 것 같아. 코어 운동을 좀 더 해야겠어."

"아침 공복은 견딜 만한데 밤에는 도저히 안 되겠네. 대책을 세우자."

"지난 달에는 이 절반 횟수도 못했는데 두 배나 하게 됐어!"

우리는 결과에 너무 집착한 나머지 과정의 즐거움을 잊는 경우가 많이 있다. 이번 휴가에서 꼭 비키니 차림을 뽐내겠다는 결과만 보며 운동을 하는가? 그것도 좋다. 하지만 비키니를 입은 것보다 그걸 위해 운동하는 과정에서 내 몸에 대해 알게 되는 것, 체력이 성장한 것을 더 즐기게 될 거라고 장담하겠다.

운동을 가기 싫은 날에도 운동을 하면서 느낀 것은 우리의 뇌는 거짓된 신호(혹은 타협적인 유혹)를 자주 보낸다는 것이다. '오늘은 피곤해서 운동 못하겠다' 싶은 날에도 운동을 하고 나면 '오늘 진짜 운동하기 싫었는데, 하길 잘 했네!'라는 생각이 들 때가 자주 있다. 그래서 뇌의 잘못된 신호에 속지 않기 위해 나만의 규칙을 만들었다. 내가 만들어놓은 규칙은 유난히 운동을 하기 싫은 날에 더욱 효과가 있었다.

- 운동을 하기로 되어 있는 날에는 운동을 빠지지 않는다.
- 운동을 하기 싫어도 (정해진 스케줄대로) 우선 헬스장에 가고 본다.
- 운동 시작 후 20분이 지나고 나서도 근력 운동에 집중을 못하면 음악이나 팟캐스트를 들으며 단순 유산소 운동(뛰기나 걷기)으

로 대체한다.

- 준비운동 후 20분이 지나고 나서도 힘이 나지 않으면 헬스장을 떠난다.
- 정해진 쉬는 날이 아닌 이상 이틀 연속 운동을 빠지지 않는다.
- 예상치 못한 일로 무리한 날은 운동 플랜을 적절히 수정하도록 한다. (운동 종류, 강도나 시간 조절)

이러한 규칙은 운동을 통해 나를 알아가는 과정에서 나의 감정과 생각의 변화를 관찰하며 더욱 세분화되었다. 자신의 약점과 강점이 다 다르기 때문에 먼저 자기가 만드는 변명이 무엇인지 발견하고 거기에 맞게 자신만의 원칙을 세울 필요가 있다.

근육을 만들기에 늦은 나이는 없다

Day 17

~~~~~~~~~~~~~~~~~~~

오늘의 10분 운동

Day 17

핸드 워킹 9회 / 스쾃 9회

3단계 푸시업 7회

싱글 레그 데드리프트 9회 (한쪽당)

"근육 만들려면 어떻게 해야 하나요?"

"강해지면 돼요."

몸을 만들어온 지 14년이 지났고 지금도 끊임없이 공부하고 있지만 몸을 만드는 것은 시간이 지날수록 어렵다. 특히 30대 중반에 접어들면 기초대사량이 떨어지고 근육의 양도 줄어들기 때문에 20대 때처럼 운동해도 예전만큼 역량을 끌어올리는 것이 쉽지 않다. 그러니 나이가 들어 운동을 시작하려는 사람의 심정은 오죽할까. 40대 들어서 몸을 만들기 위해 상담을 받으러 오는 사람들이 많이 있는데, 그들은 이구동성으로 30대 때 자식을 낳고 키우느라 정신없이 보내고 나니 남

227

는 건 아픈 몸밖에 없다고 말한다. 사춘기가 된 자녀는 자기 키우느라 고생한 엄마의 마음은 몰라주고 자기 혼자 큰 양 나 몰라라 하는 것을 보니 지금이라도 나 자신을 위해 이뤄보고 싶었던 꿈에 도전을 하고 싶다고 하소연하곤 한다. 그리고 나이가 들면 근육을 만들 수 없는 게 아니냐고 걱정하기도 한다.

젊어서든, 나이가 들어서든 똑같다. 몸이 성장하는 원리는 간단하다. 외부로부터 강한 자극(저항 운동)을 받으면 근육에 상처가 생기고, 휴식과 적절한 영양 섭취를 통해 근육은 재생하며 자라게 된다. 원리는 간단할지라도 근육을 만드는 것은 결코 쉽지 않다. 몸을 만들어본 사람이라면 알겠지만 운동이 어려워서가 아니라 꾸준히 운동하기가 어렵기 때문이다. 단순히 한 번의 자극으로 근육이 만들어지는 것이 아니라 강도 있는 자극이 꾸준하게 반복돼야만, 그리고 그때 적절한 영양분을 섭취해야만 근육이 조금씩 생긴다. 그렇기 때문에 운동 습관을 만들었다면 근육 만들기의 절반은 성공한 것이다.

늦게 운동을 시작했어도 놀랍도록 몸을 성장시키는 사람들을 종종 볼 수 있다. 철인 수녀Iron Nun로 유명한 마돈나 뷰더 수녀Sister Madonna Buder는 1930년생으로, 47세에 스포츠가 정신,

육체, 영혼을 조화롭게 하는 데 도움이 된다는 신부님의 이야기를 듣고 달리기를 시작하게 되었다고 한다. 뷰더 수녀는 수영, 사이클, 달리기 세 가지 종목을 쉬지 않고 실시하는 스포츠로 극한의 인내심과 체력을 필요로 하는 철인 3종 경기를 325회 이상 완주한 경험이 있다. 그중 45번은 가장 장거리인 수영 3.9킬로미터, 사이클 180.2킬로미터, 그리고 42.195킬로미터 마라톤으로 구성된 '철인Ironman 코스'로, 철인 코스에 처음 도전했을 때 그녀의 나이는 55세였다. 2011년에는 82세의 나이로 완주해 철인 코스를 완주한 최고령자로 기록을 남겼다.

나이키의 'Just Do It' 캠페인 '#한계는없다'의 다섯 번째 영상 "젊음, 한계는 없다"의 주인공이기도 한 뷰더 수녀의 목표는 90세에 또 한 번 철인 3종 경기에 도전하는 것이라고 한다. 자신의 한계를 규정하지 않고, 어떠한 도전에도 과감히 나설 수 있는 용기. 철인 수녀는 말한다.

"시도하지 않는 것이야말로 유일한 실패다. 모든 노력과 시도는 전부 성공이기 때문이다."

내가 줌바 지도자 자격증 준비를 할 때 수업을 해주신 강사님의 나이가 62세라는 걸 알고 놀랐던 적이 있다. 전혀 60대로는 보이지 않을 만큼 젊으신 데다, 그 격렬한 줌바 수업을 하면서도 전혀 지친 기색이 없었다. 20대 초반이었던 나보다 60대 강사님의 체력이 더 좋았던 것이다. 헬스장에서 열심히 운동하는 나를 보며 감탄하시는 50-60대 어르신들이 자주 하시는 말이 있다. 자신은 그런 운동을 하기엔 나이가 너무 많다는 것이다. 그럴 때면 나의 롤 모델인 62세 줌바 강사님의 이야기를 해드리곤 하는데 정말로 운동을 시작하는 것은 때가 없다. 그리고 지금 이 순간도 늦지 않았다는 것. 흔하디 흔한 말이지만 오늘이 내 인생의 가장 젊은 날이기 때문이다.

일단 21일만 운동해보기로 했습니다

나의 '인생 운동'은
무엇일까

Day 18

오늘의 10분 운동

Day 18

마운틴 클라이머 9회(양발 왕복시 1회)

런지 9회(한쪽당)/ 3단계 푸시업 8회

버피 9회

이 책에서는 언제 어디서나 쉽게 할 수 있는 맨몸 운동을 소개했지만, 세상에는 운동이 많고도 많다. 내가 지금까지 운동을 꾸준히 할 수 있었던 가장 큰 이유는 운동이 지겨워질 때마다, 다양한 운동을 접하며 도전하고 배우는 과정을 반복했기 때문이라고 생각한다. 공부든 운동이든 너무 쉽거나 너무 어려우면 배움 자체가 지속되지 않는다. 너무 쉽거나 어려우면 흥미가 떨어지기 때문에 자신에게 적절한 난이도로 시작하여 점차 레벨을 높여가는 것이 꾸준히 할 수 있는 비법이다. 데이트를 여러 번 하다 보면 나에게 맞는 사람이 어떤 사람인지 알 수 있듯이 여러 가지 운동을 접하다 보면 나에게 맞는 운동을 찾을 수 있다.

하지만 나에게 맞는 운동을 찾았다고 하여 하나의 운동만을 고집하라는 뜻은 아니다. 몸에 좋은 음식을 골고루 먹어야 건강해질 수 있는 것처럼 운동 또한 다양하게 즐기는 것이 건강한 신체 발달에 도움이 된다. 그렇기 때문에 나는 내 '인생 운동'이 딱 하나라고는 생각하지 않는다. 자신이 주로 하는 운동이 있을 수 있지만 환경, 시기, 관심사에 따라 즐기는 운동은 달라질 수 있다. 하지만 아직 어떤 운동을 해야 할지 결정하지 못했다면 지금 내가 즐길 수 있는 운동을 찾는 것이 중요하다.

내 경우 2003년 재즈댄스를 시작으로 보디빌딩, 주짓수, 무에타이, 요가, 스탠드업 패들 보딩, 스파르탄 레이스(장애물달리기), 자전거 라이딩 등 다양한 운동과 레저 스포츠를 즐기고 있다. 내가 경험한 운동을 바탕으로 누구나 쉽게 도전할 수 있는 운동들을 소개해보겠다.

언제 어디서나 나와 함께하는 맨몸 운동

: 요가, 필라테스, 짐내스틱스 Gymnastics, 캘리스데닉스 Calisthenics

유연성을 기르는 데 효과적이라고 알려진 요가는 유연성

증진은 물론 호흡과 명상을 기본으로 하여 몸과 마음의 균형을 이루고 집중력을 길러주는 데 효과적이다. 요가는 보통 스트레칭의 동작으로 많이 알려져 있지만 종류에 따라 강한 근력 또는 유산소 운동의 효과도 볼 수 있다. 나는 매일 아침마다 10-20분씩 요가 스타일의 모빌리티 스트레칭을 한다. 심신을 안정시키고 온몸의 근육을 늘려주어 가볍게 하루를 시작할 수 있다.

필라테스는 재활 치료를 위해 고안된 운동으로 자세 교정 및 코어 강화에 도움이 된다. 매트와 기구 둘 다 이용할 수 있는데 기본적인 맨몸 운동을 활용하여 진행된다. 맨몸 운동을 기반으로 한 또 다른 운동으로 짐내스틱과 흔히 길거리 운동이라고 불리는 캘리스데닉스 스타일 운동법을 추천한다. 유연성과 근력, 신체 제어 능력을 기반으로 가동 범위를 늘리고 근력을 강화시키는 데 효과적이다. 체조에서 많이 볼 수 있는 동작들을 하기 위한 기초 동작들을 배우는 것인데 핸드스탠드, 플란체와 같은 다소 어려운 동작의 테크닉을 배워가는 재미가 있다.

음악 없이 못 산다면 댄스

: 발레, 재즈댄스, 댄스 피트니스(줌바) 등

내가 운동을 시작한 계기는 댄스였다. 하지만 춤이란 멋지게, 아름답게 해야 한다는 생각 탓인지 의외로 댄스라는 스포츠는 호불호가 강한 편이다. 그래도 나는 기본적으로 신나는 음악에 몸을 흔드는 것은 누구에게나 좋은 스트레스 해소법이라고 생각하기 때문에, 자신이 몸치라고 생각하는 사람일지라도 한 번쯤은 댄스에 도전해봤으면 한다. 특히 줌바와 같은 댄스 피트니스는 얼마나 춤을 잘 추는가를 따지는 것이 아니라 신나는 음악에 맞춰 운동이 되는 동작들을 반복적으로 하는 활동이기 때문에 누구나 쉽게 따라 할 수 있다. 나도 케이팝을 이용하여 만든 댄스 피트니스 영상을 유튜브에 종종 공유하는데 자신이 좋아하는 아티스트의 노래를 들으며 신나게 운동을 하는 즐거움은 매우 크다.

춤은 좋은데 격렬한 움직임은 부담되어 머뭇거리는 사람들이 있다면 발레를 추천한다. 프로 발레리나가 되는 것이 목표라면 어릴 때부터 피나는 훈련을 해야 하지만, 요즘은 발레를 배워보지 않은 일반인을 위한 취미 발레 클래스가 많이 생기고 있다. 취미 발레가 주는 이점에는 자세 교정, 운동 효과

외에 클래식 음악을 들으면서 움직이는 정서적 안정감이 있다. 바Barre를 활용해 밸런스 코어 힘을 기르는 발레는 유연성뿐 아니라 근지구력을 기르는 데에도 효과적이고, 여러 사람이 함께 수업하며 나누는 에너지도 신선한 자극이 된다. 운동도 되지만 발레 공연이나 클래식 음악 등 예술을 즐기는 지평을 넓혀주기도 하니, 클래식 음악을 좋아하거나 발레라는 예술을 동경했다면 한 번쯤 도전해보기를 권한다.

나의 강력함을 겨루고 싶다면 무술: 주짓수, 무에타이

남과 함께하는 운동이 좋거나 승부욕이 강한 사람이라면 무술이 적성에 맞을 수 있다. 종합격투기 선수들의 필수 종목으로 알려진 브라질리언 주짓수. 주짓수는 '여성이 남성을 제압할 수 있는 가장 효과적인 자기 방어술'로 알려지기도 했다. 종합격투기 선수 출신 지인의 권유로 나도 주짓수를 배운 적이 있다. 상대의 힘을 역으로 이용하여 목을 조르거나 팔다리를 꺾는 기술이 있어 실전에 강한 무술이다. 고강도 전신 맨몸 운동으로 민첩성, 유연성, 파워, 스피드 다양한 피트니스 요소를 필요로 하여 처음 운동을 시작하는 사람들에게는 다소 어렵게 느껴질 수도 있지만 어릴 적 친구들과 구르며 놀던

때를 생각하면 좀 더 쉽게 다가갈 수 있다. 다만 힘을 컨트롤하지 못하고 동작을 할 경우 쉽게 부상을 당할 수 있기 때문에 조심해야 한다.

태국에서 처음 즐긴 무에타이는 태국의 전통무술로 타이 킥복싱이라고도 불린다. 손과 발뿐 아니라 팔꿈치, 무릎 등 전신을 타격 도구로 사용하여 에너지 소모가 매우 크다. 기초 체력 훈련과 더불어 기본 동작과 함께 다양한 공격 테크닉을 배우기 때문에 다이어트는 물론 스트레스 해소에도 효과적이다.

성장하는 나를 지켜보고 싶다면 경기형 스포츠
: 크로스핏, 장애물 코스 경기, 철인 3종 경기, 마라톤

기록 갱신을 하면서 재미를 느끼는 편이라면 경기형 스포츠를 시작해보자. 전 세계적으로 강한 마니아 층을 형성하고 있는 크로스핏은 다양한 영역의 피트니스 레벨을 향상시키기 위해 고안된 스포츠로 단시간 고강도 운동의 대표적인 그룹 운동이다. 맨몸 운동과 웨이트를 섞은 다양한 기능성 움직임과 정해진 시간에 기록을 목표로 하여 빠르게 진행되어 지루하지 않다는 장점이 있지만 기본이 다져져 있지 않으면 부상

일단 21일만 운동해보기로 했습니다

의 위험이 크기 때문에 주의해야 한다.

경쟁할 때 더욱 투지가 타오르는 편이라면 스파르탄 레이스 같은 장애물 코스 경기 완주 또는 입상을 목표로 훈련하는 것도 좋은 방법이다. 스파르탄 레이스는 개인으로 참여하는 것도 좋지만 단합대회처럼 여러 명이 함께 도전하면 끈끈한 팀 케미를 만들면서 잊지 못할 추억까지 남길 수 있다. 이러한 대회들은 기능적인 측면을 강조하기 때문에 스피드, 파워, 근력, 근지구력 및 유연성 등 다양한 신체 기능을 발달시키는 훈련을 하는 것이 중요하다.

땅을 벗어나 보자, 수상 스포츠
: 수영, 패들 보딩, 카약, 서핑, 웨이크 보딩

나는 어려서 처음 수영을 배울 때 물에 놀란 적이 있어서 여전히 공포는 남아 있지만, 바다에서 자유롭게 수영하기는 나의 인생 목표 중 하나다. 항상 땅에 발을 디디고 사는 인간으로서 물속이라는 새로운 환경에서 움직이는 것을 배운다는 것은 어려운 만큼 색다른 재미와 성취감이 있다. 수영만 한다고 해도 다양한 영법을 익히거나 경기에 나가거나 바다에서 스노클링을 하는 등 즐길 수 있는 활동이 무궁무진하지만,

서핑이나 보딩 등 장비를 이용한 수상 스포츠도 눈길을 끈다. 나처럼 물에 대한 공포심이 있거나 계절의 영향을 받아 자주 수상 레저를 즐기지는 못하지만 휴양지에서 수상 운동을 즐기고 싶은 사람이라면 스탠드업 패들 보드를 추천한다. 서 있는 것만으로도 코어에 힘이 들어가고, 노를 저을 때 전신의 근육을 사용하여 근력 운동의 효과도 얻을 수 있다. 또 휴양지에서 즐기기 좋은 또 하나의 레저 스포츠로 카약을 추천한다. 상체 근력이 다소 많이 요구되지만 두 명이 같이 탈 수 있고 여행지에서의 이색적인 체험으로 즐길 수 있다.

자연을 벗삼아 주말을 즐겁게! 운동 되는 야외 활동
: 러닝, 클라이밍, 자전거, 등산

주말에는 주로 야외에서 다양한 활동을 즐기는 것을 좋아하는데 대표적인 활동으로 러닝, 자전거 타기나 등산을 꼽을 수 있다. 등산의 묘미는 정상에 오른 사람만 느낄 수 있는데, 정상에서 바라보는 말로 형용할 수 없는 아름다운 경관뿐 아니라 오르는 동안 자연과 하나가 되는 감각에서 심신이 치유됨을 만끽할 수 있다.

'운동'이라면 헬스장에서 기구로 하는 것만 생각해오지는 않았는가? 운동의 종류는 이 밖에도 무궁무진하다. 재미있어 보이는 운동에 도전해보자. 원하는 몸을 만드는 것도 즐겁지만, 몸을 움직이는 법을 익히고 더욱 단련하는 것은 큰 즐거움이라는 것을 깨닫게 될 것이다. 관심 가는 운동에 하나씩 도전하다 보면 정말 내 신체 특성과 심성에 딱 들어맞는 '인생 운동' 하나쯤은 찾아낼 수 있을 것이다.

또 21일 동안 여러분이 하고 있는 맨몸 운동은 그 모든 운동에 도움이 될 것이다!

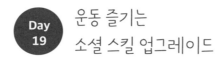

Day 19 운동 즐기는 소셜 스킬 업그레이드

오늘의 10분 운동

Day 19

핸드 워킹 10회 / 스콧 10회

3단계 푸시업 9회

싱글 레그 데드리프트 10회(한쪽당)

2013년부터 한강에서 맨몸으로 하는 야외 운동 "겟아웃"을 진행해왔다. 함께 하면 더욱 즐거운 운동인 겟아웃에는 주로 혼자 운동을 해오다 운동 정체기(또는 슬럼프)에 빠진 사람들이 많이들 참여했다. 마치 오랫동안 연애를 한 커플에게 권태기가 찾아오는 것처럼, 운동을 하다 보면 어느 순간 운동이 지겨워지고 의욕이 떨어지는 때가 찾아온다. 나는 이것을 "운태기(운동 권태기)"라고 부르는데, 그럴 땐 운동의 종류를 바꾸거나 운동하는 장소를 바꿔주면 새로운 마음으로 운동을 다시 즐기는 데 도움이 된다. 예를 들어 집에서 맨몸 운동을 해오던 사람이라면 헬스장으로 자리를 옮겨 기구 운동을 하는

일단 21일만 운동해보기로 했습니다

것도 좋은 방법이다.

"운동을 즐겁게 생활화하자"는 메시지를 전파하기 위해 겟 아웃을 시작했는데, 헬스장이나 실내에서 운동을 해오던 사람들에겐 야외에서 운동을 하는 것만으로도 전혀 다른 경험을 할 수 있는 기회가 된다. 특히 겟아웃의 경우 부산, 대전, 울산, 전주, 순천 등 전국 각지에서 운동을 사랑하는 사람들이 함께 운동을 하기 위해 모였는데, 직업도 중학생부터 주부, 간호사, 태권도 관장님, 대학원생, 교사, 작가, 사업가, 장교, 트레이너, 요가/GX 강사 등 다양했다. 함께 운동을 하면 혼자서는 힘들어서 쉽게 그만둘 동작들도 자신의 한계까지 도전해보게 된다. 운동을 마치고 함께 점심 식사를 하면서 운동을 시작하게 된 계기와 자신의 권태기 극복에 대해 이야기를 나누다 보면 운동에 대한 애정도 더욱 깊어지곤 했다.

운동을 혼자 하던 사람이라면 그룹 운동이 아니라 함께 운동할 수 있는 운동 파트너를 찾는 것만으로도 운동을 즐기는 좋은 방법이 될 수 있다. 같은 운동을 하는 사람을 파트너로 삼아도 좋고, 운동 레벨이 다르다면 그저 같이 운동을 하러 가는 것만으로도 서로에게 좋은 자극이 될 수 있다. 혼자 운동을 할 때보다 함께 하는 사람이 있으면 그만큼 운동을 빼먹기가 더 어렵기 때문이다. 물론 되려 운동을 더 많이 빼먹을 수도 있으니 운동 파트너 선정 시 신중히 골라야 한다!

혼자 또는 단체로 할 수 있는 '데일리 챌린지'도 운동을 시작하거나 지속적으로 할 수 있는 계기를 만들어줄 수 있다. 특히 소셜미디어가 발달된 지금 다양한 채널을 통해 자신의 일상이나 경험을 언제든지 기록으로 남길 수 있고, 나와 비슷한 관심사를 가진 사람들과 공유할 수 있다. 특히 다이어트 자극제인 비포&애프터의 사진은 자신뿐 아니라 다른 사람들에게도 매우 좋은 동기부여가 되기 때문에 이 책을 읽고 새롭게 운동을 시작하기로 하였다면 자신의 인스타그램이나 블로그를 통해 비포&애프터 사진이나 운동 기록을 공유하는 것을 추천한다. (#운동하는여자 #하루10분홈트 #21일운동챌린지)

자신이 그동안 꿈꿔오던 운동이 있다면 그게 무엇이든 그 운동의 마스터(롤 모델)를 찾아가서 직접 운동을 배우는 기회를 만들어보자. 운동 정체기에 빠졌다면 다시 열정을 불어넣어주는 좋은 자극제가 되어줄 테고, 이미 운동에 빠져 있다면 인생에 더욱 활력을 불러 일으키는 활력소가 되어줄 것이다. 부산이나 제주도뿐 아니라 미국과 네덜란드, 싱가폴 등 해외에서도 종종 나에게 트레이닝을 받기 위해 찾아오는 사람들

일단 21일만 운동해보기로 했습니다

이 있다. 나의 겟아웃에 함께한 중학교 3학년 여학생과 두 손주를 둔 60대 어르신처럼, 나이와 상관없이 열정만 있다면 우리는 무엇이든 배울 준비가 된 것이다.

어느새 21일이 다 되어가지만, 여러분의 운동하는 삶은 그 이후부터가 시작이다. 즐겁게 시작을 준비해보자.

몸 만들기와 인생의 공통점

<table>
<tr><td>오늘의 10분 운동

Day 20</td><td>마운틴 클라이머 10회(양발 왕복시 1회)

런지 10회(한쪽당)/ 3단계 푸시업 10회

버피 10회</td></tr>
</table>

    정작 해보니 하루 10분만 운동하는 것도 꽤나 힘들다고 생각할지 모른다. 사실 그렇다. 운동이나 몸 만들기가 쉽다면 이런 책도 나오지 않을 테니까. 어쩔 수 없다. 어딘가 더 쉬운 길이 있을 거라고 생각하면 더 어려워지지만, 원래 힘든 일이라고 생각하면 의외로 쉽게 받아들이며 앞으로 나아갈 수 있다.

    나 역시 보디빌더로서 운동을 할 때는 수도 없이 힘들다는 생각을 했다. 화려한 사진 속의 아름다운 근육질 몸매와는 달리 보디빌더의 삶은 그리 흥미롭지 않았다. 눈뜨자마자 공복 유산소로 하루를 시작한다. 1시간 땀을 뻘뻘 흘리고 나면 첫 끼를 부랴부랴 먹는다. 하루에 6끼를 먹으려면 오전 8시에는 첫 끼를 시작해야 한다. 그래야 매 3시간씩 식사를 하고 마지막 식사가 너무 늦어지지 않을 수 있다. 세 번째 식사를 마치고 나면 또다시 운동을 하고. 뛰고 먹고 자고의 반복이었다. 하루에 닭가슴살 1킬로그램을 먹었으니 엄마 말처럼 전생에 닭이 내 '웬수'였나 보다.

여느 스포츠 종목이 그러하듯이 보디빌딩 또한 철저한 자신과의 싸움이다. 변화가 빠르게 보이지 않기 때문에 노력의 결과는 오로지 무대 위에서만 나타난다. 묵묵히 혼자 운동하는 시간이 길어지게 된다. 몸을 만들기 위해선 운동뿐 아니라 정해진 식단을 지켜 먹는 것과 충분한 휴식이 필수이기 때문에 사람 만나는 일은 일찌감치 그만뒀다. 운동을 안 할 땐 누워서 쉬는 게 가장 좋았다.

헬스장을 마치 절간처럼 드나들며 절제된 삶을 살다 보니 몸을 만드는 것이 우리의 인생과 비슷하다는 생각을 한다. 스님이 108배를 하며 수련하듯, 10년이 넘게 나홀로 '쇠질'을 하며 깨달은 인생의 진리가 있다.

첫째, 편안해지면 더 발전하지 않는다.

크로톤의 밀로는 고대 그리스에서 여섯 번이나 우승을 한

레슬링 영웅이다. 그는 어려서 갓 태어난 송아지를 등에 업고 훈련을 했다고 한다. 밀로는 그 송아지가 네 살짜리 황소가 될 때까지 매일 업고 훈련을 한 덕분에 갈수록 힘이 세졌고, 세상에서 힘이 제일 센 장사로 거듭나게 되었다. 우연인지 전략인지 알 순 없지만, 이러한 밀로의 운동법은 그 시대 수많은 운동선수들에게 영향을 미쳤다고 한다. 밀로의 영향을 받아 운동 기구가 없던 시절 많은 운동선수들이 돌이나 동물을 들고 무게를 늘려가며 힘을 길렀다고 한다.

웨이트트레이닝에서 근육을 성장시키는 기본적인 원칙으로 점진적 과부하Progressive Overload라는 것이 있다. 밀로가 자라나는 송아지를 들어 올리며 힘을 기른 것은 점진적 과부하의 원리를 활용한 것으로 볼 수 있는데, 이것은 근육에 가해지는 저항을 점진적으로 증가시켜야만 근력과 근육 크기의 변화를 기대할 수 있다는 원칙이다.

인생도 마찬가지다. 실력을 향상시키고 삶이 성장하려면 자신이 편하게 느끼는 울타리, 즉 컴포트 존Comfort Zone(안락지대)에서 벗어나야 한다. 운동 강도가 높아짐에 따라 근육이 자라고 체력이 강화되듯, 때로는 한 번도 먹어보지 않은 음식도 먹어보고, 내 인생에서 절대 할 수 없다고 생각했던 일들도 저질러보자. 나의 성장을 가로막는 익숙함과 안전한 울타리에서 벗어나기 위해 한계에 도전하다 보면 어느새 변화된 나, 더 나은 나를 발견할 수 있을 것이다.

둘째, 실패 지점에 도달하는 경험이 필요하다.

미국 캘리포니아의 전 주지사이면서 〈터미네이터〉로 유명한 영화배우 아놀드 슈워제네거는 운동을 할 때 "마지막 세트의 마지막 3-4번의 움직임이 근육을 자라게 하는 핵심"이라고 말했다. 고립 운동 시 특정 부위를 강화하는 동작을 힘들어서 더 할 수 없을 때까지 한 후, 마지막 한 번을 할 때 근육이 찢어지는 듯 엄청난 고통을 느끼게 되는데, 아놀드 슈워제네거는 이에 대해 이렇게 말했다. "이 고통을 아는지 알지 못하는지가 챔피언과 챔피언이 아닌 사람을 나눈다."

이 마지막 한 번을 '실패 지점'이라고 부른다. 항상 '실패 지점'에 도달해야만 근육이 생기는 것은 아니다. 하지만 챔피언이란 목표를 두고 훈련을 하다 보면 늘 한계에 부딪힌다. 더 이상의 무게도 더 이상의 횟수도 더 이상의 세트도 못 할 것 같아 포기하고 싶은 순간이 온다. 그럴 때면 '하나만 더', '할 수 있어'라고 외친다. 그럼 신기하게도 슈퍼 히어로가 된 것처럼 어디선가 숨어 있던 마성의 힘이 나온다. 우리는 우리가 생각한 것보다 훨씬 더 강하다.

2009년 '모티베이터'가 되고 싶다는 꿈을 품은 이후로 10년이 넘는 시간이 흘렀다. 한국에 돌아온 2011년부터 "여자여 운동하라"를 외치면서 각종 SNS를 통해 내 사명을 전파하려 애썼지만 그 당시 '운동하는 여자'에 관심을 갖는 사람들은 극소수에 불과했다.

부모님은 힘들게 유학시킨 딸이 한국에 돌아와 남들처럼 대기업에 취업은 안하고 동네 헬스장에서 쇠질만 하니 당연히 못마땅해하셨다. 한강 공원에서 처음 야외 운동 수업을 시작했을 때도 사람들은 몸에 딱 달라붙는 운동복을 입고 운동하는 나를 이상하게 보았다. '사명'이란 이유 하나로 남들이 가지 않는 길을 가면서 '모티베이터'의 일을 포기하고 싶은 순간이 참 많았다. 그럴 때마다 난 '실패 지점'에 도달하는 것이라 생각한다.

"물을 끓이는 것은 마지막 1도다. 이 순간을 넘어야 내가 원하는 세상으로 갈 수 있다." 올림픽 금메달리스트이자 세계인의 피겨 여왕 김연아 선수의 말처럼 마지막 1도를 넘기기 위해 오늘도 "Yes, I can"을 외치며 모티베이터로서의 하루를 버틴다.

셋째, 건강한 몸을 만드는 비결은 정말로 단순하다.

수년간 헬스장에서 운동하는 사람들을 관찰하면서 신기한 사실을 발견했다. 첫째, 운동하러 오는 사람들은 대체로 정해져 있다는 것. 둘째, 그들의 대부분은 몸이 좋다는 사실이다. 보통은 살을 빼러 헬스장에 간다고 생각하는데, 헬스장에는 오히려 살이 쪄서 운동을 하는 사람보다는 건장한 보통 체격을 가진 사람들이 더 운동을 많이 한다는 게 신기했다. 이것이 처음에는 다소 아이러니했는데 운동을 시작하고 나서 그 진리를 알게 되었다.

'매일 운동을 하니 몸이 좋은 거구나!'

시간이 흘러 나는 근육을 만들며 이 교훈을 다시 깨우치게 되었다.

보디빌딩 선수 생활 시절 시즌과 비시즌에 상관없이 한결같은 몸을 유지하는 모습을 보고 사람들이 놀라서 묻는다.

"어떻게 그렇게 항상 몸 관리를 하세요?"

대회를 준비하든 안 하든, 매일 운동하고 식단을 지키니 몸이 변할 리 없다. 여름이 되면 몇몇 지인들과 함께 야외 수영장이나 바다로 태닝을 하러 가곤 했는데, 한결같이 도시락을 싸 와 먹는 나를 보고 한 명의 뉴페이스가 말했다.

"늘 그렇게까지 하면서 어떻게 살아~ 난 그냥 먹고 즐길래."

먹고 싶은 거 다 먹고 즐길 거 다 즐기고 사는 것도 행복한 삶이다. 하지만 멋진 몸을 갖고 싶다 말하면서 남들 먹는 대로 다 먹고, 남들이 놀 때 같이 놀면 나의 '드림 바디'는 만들기 어려울 것이다.

"몸이 좋은데 왜 그렇게 운동을 열심히 하세요?"

헬스장에 가면 종종 듣는 이야기다. (남들이 보기에) 내가 너무 미친 듯이 운동을 하니 헬스장에 에어컨 쐬러 온 사람들에게 종종 듣는 질문이다. 그런데 이 질문은 뒤집어봐야 한다.

"열심히 운동을 하니 몸이 좋은 겁니다."

그랬다. 그냥 하루하루 열심히 운동했더니 그렇게 되더라. 내 평생 식스팩은 없는 줄 알았는데 어느 순간 식스팩이 생기고, 켄타우로스란 별명도 가지게 됐으니 말이다.

몸이 좋은 사람들은 다 이유가 있다. 몸은 절대 거짓말을 하지 않기 때문에 그러한 몸을 갖기 위해서는 꾸준히 운동을 해야 한다는 것이다. 당연히 운동을 생각날 때 가끔 하거나 며칠 또는 몇 주 하다 도중에 그만두는 사람들은 자신이 원하

일단 21일만 운동해보기로 했습니다

는 목표에 도달하는 것이 어려울 수밖에 없다.

가치 있는 것을 얻기까지는 시간이 오래 걸린다.

Day
21

기본을
습관으로 만들자

오늘의 10분 운동   Day 21   **스트레칭 4가지 2세트**

　처음 운동을 시작했을 무렵에는 10분만 지나도 힘이 들어
그만하고 싶었다. 그렇게 시작한 운동이 습관이 되니 이제는
1시간을 운동해도 거뜬하다. 21일 운동 루틴을 시도한 회원
들에게 운동 습관을 붙인 후 변한 삶에 대해 물으면, 습관이
만들어지기까지는 힘이 들었지만 이제는 할 만하다고 한다.
6층까지 계단을 올라 다녀도 숨이 별로 차지 않고, 마트에서
장을 보고도 거뜬히 양손에 10킬로그램이나 되는 장바구니를
들어 나를 수 있게 되었다고 한다. 몸무게는 똑같지만 사이즈
가 77에서 66으로 줄었다는 한 회원은 매달 생리 기간 동안
극심한 생리통으로 적어도 8시간은 앓아 누웠는데 운동을 하

고 나서 생리통이 사라졌고, 그에 대해 이렇게 말했다. "여자로서 평생 잃어버렸던 8시간을 되찾았다."

나 역시 운동을 처음 시작했을 때 무엇보다도 컨디션이 눈에 띄게 좋아짐을 느낄 수 있었다. 대학원과 일을 병행하면서 하루에 5-6시간 정도밖에 잠을 자지 못하는 날이 많았는데, 피곤하긴 했지만 1년 동안 그런 바쁜 생활이 무리 없이 가능했던 것을 보면 역시 운동은 체력에 하는 투자다.

하루 10분이라도 21일을 마음잡고 했다면 작은 변화라도 분명히 보이기 시작한다. 군살이 눈에 띄게 줄어들고 몸에 라인이 잡히고 처진 살에 탄력이 붙기 시작한다. 몸무게에 크게 변화가 없다 할지라도 기분이 좋아지고 일상에 활력이 도는 것을 느낄 수 있다.

습관을 만들기 위해 처음에는 시스템을 따르는 것이 중요하다. 그 시스템이 내 생활에 정착이 되었다면 이제 본격적으로 자신만의 스타일을 찾아갈 준비를 해야 한다. 우리가 자란 환경, 개별 유전자, 적응 능력 등 모든 것이 다르기 때문에 나에게 완벽히 맞아 떨어지는 이론은 찾기 어렵다. 그렇기 때문에 나의 몸에 대해 이해하고 다양한 운동과 식단을 적용하면서 나에게 맞는 방법을 찾아가는 것이 필요하다. 그러기 위해서는 운동 시 자극에 집중하고 내 몸의 변화에 민감해야 한다. 운동하다 보면 자신이 좋아하는 운동만 하는 사람들이 있다. 요가 수업 듣는 사람은 요가 수업만 듣고, 에어로빅 수업 듣는 사람은 에어로빅 수업만 듣고, 헬스 하는 사람은 헬스만 주로 한다. 근력 운동이 힘들어 유산소 운동만 하거나 근육 키우는 데만 집중하느라 유산소 운동은 거의 안 하는 사람들도 많다. 우리의 몸은 유기적으로 이루어져 있기 때문에 뼈를 건강하게 하는 근력 운동과 혈액순환에 도움이 되는 유산소 운동, 몸을 유연하게 만들어주는 스트레칭 등 몸의 기능성을 고려하여 골고루 하는 것이 중요하다. 골고루 음식을 먹어야 하는 것처럼 운동 또한 골고루 해야 한다.

어린 시절 춤추는 것을 좋아해서인지, 나는 남들보다 몸이 유연한 편이었다. 댄스 지도자 과정을 준비하면서 재즈, 발레, 힙합, 탭댄스 등 다양한 춤을 배웠는데, 그때 매일 다리 찢는 연습을 한 탓인지 정면은 물론 양옆으로도 수월하게 다 찢어졌다. 운동을 시작했을 때도 유연성은 내게 '식은 죽 먹기'와 같아 크게 신경을 쓰지 않았고, 웨이트에 집중을 하게 되면서 스트레칭을 하는 시간이 점점 줄어들었다. '난 유연하니까'라는 생각에 운동 전후 스트레칭을 빼먹는 때가 늘어나기 시작했다.

그러다 정확하게 언제인지는 기억이 안 나는 30대 초반의 어느 날, 우연히 스트레칭을 하는데 근육이 굉장히 뻣뻣해진 것을 느끼게 되었다.

'어? 왜 이러지?'

이미 10년 전의 일인데도, 내 머릿속에서 나는 항상 춤추던 스물한 살의 '유연한 나'로만 기억되고 있던 것이다. 그때서야 지난 몇 년간 근육을 만든다고 스트레칭을 소홀히 한 탓에 유연성 능력이 감퇴하고 있다는 것을 알아차렸다.

근육이 만들어지는 데 시간이 걸리는 것처럼, 몸이 나빠지는 데도 시간이 걸린다. 다만 서서히 변하기 때문에 그 변화를 빨리 알아차리기 어려울 뿐이다. 유연성에 문제가 생기면 근육 결합 조직의 탄성도가 떨어져 어깨 돌리기, 팔 접기, 땅에 손 짚기 등과 같은 기본적인 동작들이 잘 안 되기 때문에 일상 생활이 불편할뿐더러 쉽게 부상을 입을 수 있다.

피트니스 시장에는 매년 새로운 운동법, 운동 도구가 소개된다. 트렌드에 민감한 소비자들은 그들의 니즈를 충족시켜줄 '새로운' 것에 목말라 있다. 하지만 그 무엇도 기본을 대신할 수는 없다. "요새 핫한 운동"을 새로 시작하기 전에 걷기, 구르기, 달리기, 한 발로 서기, 뛰기, 밀기, 당기기, 매달리기 등과 같은 인간의 기본적인 움직임부터 다시 마스터해보자.

탄수화물, 단백질, 지방, 무기질, 비타민, 물. 우리 몸에 이 모든 것이 필요한 것처럼, 우리 몸에 꼭 필요한 근력, 근지구력, 심폐지구력, 유연성(가동 범위), 민첩성, 파워, 스피드, 협응력, 밸런스 등을 고려하여 운동하는 것이 필요하다. 운동 습관이 만들어졌다면 이제부터가 시작이다. 어제보다 더 나은 내가 되길 원한다면 노력이 필요하다. 내게 필요한 동작을 찾되, 안되는 동작이 있다면 차근차근 연습하여 몸에 익히고 완전히 이해하여 내 것으로 만드는 과정이 필요하다.

금메달리스트 김연아의 코치였던 트레이시 윌슨은 김연아의 훈련 방식이 상당히 감명 깊었다고 말했다. 선수들은 정상에 서고 나면 기본기는 제쳐두고 화려한 기술에만 매진하는데, 그렇게 되면 곧 발전을 멈추게 된다는 것이다. 그러나 김연아는 그와 반대였다. "그녀는 이미 세계 최고 수준의 선수인데도 기본적인 점프나 스핀 등을 열심히 연습하고 코치들에게도 개선점을 끊임없이 물었다. 마치 스케이팅을 처음 배우는 것 같았다. 굉장히 놀라운 광경이었다."

이제 21일 루틴을 한 번 완주한 여러분도 기본의 위력을 느꼈으리라 믿는다.

4장

체력이 달라지면
인생도 달라진다

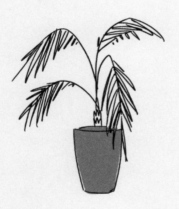

운동이 습관이 된 인생은 그렇지 않은 인생과 많이 달랐다.
아직도 전하고 싶은 운동과 삶에 대한 이야기들.

운동이란 것이 얼마나 즐겁고,
우리 삶에 있어 중요한 것인지 느끼게 된 순간
'건강한 아름다움을 대한민국에 전파하자'라는
사명을 갖게 되었다.

우연일까, 운명일까?
살 빼려고 시작한 운동으로 비키니 챔피언이 되었고,
제대로 된 운동법을 알려주고자 유튜버가 되었다.
운동과 친구가 되는 즐거움을
더 많은 사람이 알게 되기를!

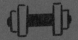

탄탄한 체력이 주는
삶의 즐거움 세 가지

~~~~~~~~~~~~~~~~~~~~~~~~~~~~

운동으로 체력을 키우면 삶의 많은 것이 달라진다. 먹고 살기 위한 하루 일을 다 마치고도 무언가를 더 할 힘이 남아 있다면? 그 삶은 퇴근해 집에 돌아오고 나면 조금도 기력이 없어 바로 쓰러져 잠드는 삶과는 완전히 다를 것이다.

나는 누가 태국에 간다고 하면, 태국 전통 격투 스포츠인 무에타이를 배워보라고 한다. 전신을 타격 도구로 사용하며 펀치와 킥에 주먹과 발뿐 아니라 무릎과 팔꿈치까지 사용하는 무술로 체지방 감량에 최고인 맨몸 고강도 운동이다. 코사무이나 푸켓 같은 휴양지에 있는 무에타이 짐에 가면 무에타이 캠프를 하러 온 세계 각국의 다양한 사람들도 많이 만날 수 있다.

30대 중반의 여자가 태국으로 무에타이 훈련을 하러 간다고 하면 "우와! 멋있어요!"보다는 "먹고 살기도 바쁜데 그걸 언제 배우고 있나"라는 반응이 더 많을 것이다. 운동을 시작하기 전에는 나도 그랬다. 여자가 무슨 무에타이냐, 돈을 한 다발을 준다 해도 안 할 일이었다. 하지만 기초 체력이 생기고 나니 어떤 스포츠든 쉽게 따라 할 수 있게 되었고, 새로운 운동에 도전해보는 것이 언제든 해볼 만한 경험이 된 것이다. 누구나 먹고 살기 급급한 시대이지만 무기력하게 밥벌이만 하기에는 인생이 아깝다 느껴진다면 먼저 체력을 길러보라 말하고 싶다. 체력이 생기면 할 수 있는 것들이 무궁무진하지만 특히 삶의 세 영역이 다채로워진다.

먼저, 취미가 생긴다.

하루 중 8시간은 살기 위해 노동을 해야 하고 8시간은 수면을 취한다. 그러고 나면 8시간이 남는다. 남은 이 8시간을 어떻게 보내느냐에 따라 우리의 삶의 질이 달라진다. 행복한 삶을 위해서는 내가 좋아하는 것을 하며 사는 것이 중요한데 우리는 이것을 '취미'라고 한다. 캘리그래피나 밴드, 폴댄스,

바리스타……. 세상에는 배우며 즐기고 싶은 일들이 너무나 많다. 하지만 살기 위해 노동하는 데 내 에너지를 다 써버린다면? 새로운 취미를 만들고 싶어도 체력이 딸리면 하루 일과를 마친 후 기진맥진하게 되어 취미로 무엇을 할 여유조차 생기지 않는다. 무엇을 해볼 생각이든 기본적인 체력이 있어야만 취미를 즐길 수 있는 여분의 에너지를 남겨둘 수 있다.

두 번째는 여행이다. 여행에서 할 수 있는 일들이 달라진다.

큰맘 먹고 여행을 떠나지만, 막상 여행지에서 돌아다니는 일부터가 힘이 든다. 나도 기초 체력이 없던 시절에는 유럽 여행 중 베니스 한복판에서 쓰러지는 수모를 맛봐야 했다. 그런데 지금은 여행을 가서 할 수 있는 일 자체가 달라졌다. 태국에서 무에타이 챔피언과 훈련하기, 발리에서 서핑하기, 하와이에서의 패들 보딩은 물론 자전거 타고 제주도 일주까지, 그냥 여행지를 구경하는 것을 넘어 다양한 활동을 즐길 수 있게 되었다.

이렇게 여행을 할 때 가장 좋은 것은 오랫동안 기억에 남는다는 것이다. 나 또한 평소에 자전거를 타는 사람이 아니기 때문에, 자전거를 타고 제주도를 종주하는 것은 쉬운 일이 아니었다. 정해진 일정에 종주를 하기 위해선 하루에 달려야 하는 양이 있기 때문에 끼니도 제대로 챙기지 못하고 무작정 달리는 날도 있다.

총 거리 30킬로미터. 송악산에서 법환바당을 지나는 '제주 환상 자전거 종주 4구간'이었다. 송악산을 오르면 체력을 많이 소모하고, 특히 산방산 근처의 코스는 계속되는 오르막과 맞바람 때문에 총체적 난국이 펼쳐지는 구간이 된다. 계속해서 힘든 코스가 이어지는 산방산 자락을 벗어나기까지 힘겹게 페달을 밟으며 내 입에서 쉬지 않고 나온 말이 있다.

"미쳤지, 미쳤어. 내가 미쳤다고 이런 고생을 사서 하나."

힘겹게 산방산 자락을 벗어났지만 내리막길에 속도를 제어하지 못하고 그만 중심을 잃고 넘어졌다. 눈물이 찔끔 났지만 '비키니 챔피언 체면이 있지 여기서 포기할 순 없다'며 〈달려라 하니〉처럼 계속 달렸다. 또다시 오르막길이 나왔을 때 얼굴 정면으로 몰아치는 맞바람을 맞으니 삼켰던 눈물이 결국 터져 나왔다. 너무 배고프고 힘이 드는데 '여기서 쉬어 가자'는 말도 못 한 스스로에 대한 동정과 연민이었던 것 같다. 이렇게 보면 굉장히 암울한 경험이라 할지도 모르겠다. 그런데도 제주도 자전거 종주는 내 인생에서 가장 기억에 남는 여행 가운데 하나다. 그렇게나 고생을 했으니 끝까지 종주했다는 사실이 더 보람차게 다가온 것 아닐까. 해 질 무렵 라이딩을 마치고 우연히 발견한 이탈리아 레스토랑에서 먹은 마늘빵과 피자의 맛은 영원히 잊을 수 없을 것이다. 역시 고생 끝에 낙이 온다.

마지막으로 인간관계다.

건강 관련 팟캐스트를 듣던 중 한 의사가 건강하려면 헬스장에서 매일 땀 흘리며 운동하는 것보다 배우자와 사이 좋게 지내는 게 더 중요하다는 말을 듣고 한바탕 크게 웃은 적이 있다. 그만큼 사람 사이에서 받는 스트레스가 건강에 끼치는 영향이 매우 크다는 것이다. 건강한 삶을 위해서는 인간관계가 건강한 것 역시 중요한데, 체력과 인간관계가 무슨 상관이 있을까? 운동을 하면 새로운 사람들을 만날 수 있고, 함께 움직이다 보면 관계도 특별해진다. 조기 축구라든지, 아침 수영모임, 마라톤 동호회에 속해 있는 사람들을 보면 운동을 통해 끈끈한 인간관계를 만드는 것을 볼 수 있다. 단순한 정보 공유 커뮤니티가 아니라 이러한 동호회에서는 함께 땀 흘리고 서로의 목표를 달성할 수 있도록 응원하고 북돋워주기 때문에 날로 삭막해지는 세상에서 돈독한 인간관계를 꽃피울 수 있다. 나이가 들면 인간관계는 일이나 가족, 학교 다닐 때 사귀었던 친구 정도로 좁혀지곤 한다. 그런 때에 내가 좋아하는 운동을 함께 즐길 수 있는 친구를 사귀는 기회를 만들어보는 것도 멋지지 않을까. 운동 그 자체도 최고의 친구이지만 말이다.

21일 루틴,
모든 분야에 적용 가능!

~~~~~~

앞에서 소개한 21일 운동 습관 만들기 루틴을 주욱 따라오신 독자라면, 슬슬 새로운 습관 만드는 방법에 대해 감이 잡히시지 않을까 싶다. 그렇다. 우리가 연습해온 것은 '습관'을 만드는 방법이기도 하다. 나는 '21일 루틴'을 운동 말고 다른 일에도 많이 써먹었다. 어떤 일을 습관으로 만들기에 최적인 방법인지라, 운동 말고도 새롭게 도전하는 모든 일에 적용해 볼 수 있다.

유튜브 방송을 처음 시작할 때도 이 루틴을 활용했었다. 내가 유튜브에 동영상을 처음 올린 것은 2008년이지만 본격적으로 유튜브 방송을 시작한 것은 2016년이다. 불과 몇 년 전이지만 지금처럼 유튜브가 전 연령층으로 대중화가 되기 전이었다. 2018년 교육부의 진로 교육 현황 조사에 따르면 초등학생이 선망하는 직업 5위가 유튜버라고 하니, 시대의 변화를 알 만하다. 상위 1퍼센트 유튜버들의 '억' 소리나는 수익이 공개되면서 유튜브에 대한 관심이 더욱 높아지고 있는데 심지어 유명 연예인들도 속속 유튜브를 시작하고 있는 걸 보니 이제 유튜브가 대세긴 대세인가 보다.

다이어트나 운동에 관한 정보는 물론 TV에서도 많이 다루는데, 솔직히 하나같이 마음에 들지 않았다. 시청률을 높이는 게 중요한 미디어에서는 식상하지만 진리인 운동법이 아니라 언제나 새로운 '비법'을 소개한다. 때론 말도 안 되는 운동법이나 정확하지 않은 식이요법조차 이슈가 되어 대중에게 확산되는 것이 안타까웠다. 간혹 인터넷에 올라와 있는 내 프로필을 보고 방송 섭외가 들어오는 경우도 종종 있었으나 짜여져 있는 각본대로 해달라고 해서 거절해야 하는 경우가 더 많았다.

'어떻게 하면 좀 더 많은 사람들에게 올바른 운동에 대해 알려줄 수 있을까?'

그래서 유튜브에 영상을 올리기 시작했다. 시작했을 무렵

일단 21일만 운동해보기로 했습니다

의 영상을 지금 보면 소리도 잘 안 들리고 많이 흔들려 보기가 어려운 것들도 많이 있다. 워낙 기계치에 영상 편집에 대해서도 전혀 몰라 '내가 이걸 할 수 있을까?'라는 생각도 들었지만 '처음부터 잘하는 사람이 어딨겠어?'라고 고쳐 생각하며 시간 날 때마다 조금씩 찍기 시작했다. 조회 수와 구독자 수가 조금씩 늘어나기 시작하니 영상 만드는 재미가 붙기 시작했다. 마치 운동을 처음 시작했을 때와 같은 기분이었다. 구독자 수가 늘어나니까 더 잘해보고 싶다는 마음이 들었다. 하지만 명확한 목표가 없으니 제대로 일이 되지 않았다. 그래서 운동을 습관으로 만들었을 때 썼던 나의 21일 루틴을 적용하기로 했다.

먼저, 이루고자 하는 목표와 그것을 이루기 위해 무엇을 해야 할지 적어 내려갔다. 일단 구독자 수를 5만 명까지 늘리는 것을 목표로 잡았다. 그리고 나서 매주 2회 운동 영상을 올리기 위한 세부 계획을 적었다. 이 계획을 21일 단위로 끊어, 그 중 첫 21일 루틴을 시작한 것이다.

당시 피트니스 의류 브랜드의 PR 디렉터로 일을 하고 있었기 때문에 많은 시간을 할애할 수는 없었지만 유튜브는 혼자 하는 일이었기 때문에 탄력적으로 스케줄을 짤 수 있었다. 주

로 시간이 남는 주말 저녁을 활용해 작업을 했다. 주말에 일
이 생겨 작업을 못하는 일이 생길지라도, '매주 2회 영상 올리
기'는 꼭 지키는 것을 목표로 했다. 당연히 정해진 시간보다
더 많은 시간을 투자해야 하는 경우도 생겼다. 하지만 욕심내
서 처음부터 너무 많은 시간을 투자하게 되면 쉽게 지치고 흥
미도 잃게 될 것이기에 한 번에 많은 것을 하려 하지 않고 작
업 자체를 즐기는 정도로 시작했다.

영상 편집은 나에게 가장 어려운 과제였다. 요즘 윈도우에
는 없지만 예전에는 윈도우 필수 패키지로 포함되어 있던 '윈
도우 무비 메이커'란 프로그램을 활용해 자르고 붙이기로 편
집을 했다. 나는 컴퓨터를 배우고 자란 세대답지 않게 극심한
기계치에 IT 트렌드에도 관심이 없어 '얼리어댑터'와는 거리
가 멀고, 말하자면 '세상이 변하니 어쩔 수 없이 따라가는' 사
람이다. 그런데 윈도우가 업데이트되면서 무비 메이커를 더
이상 제공하지 않는 바람에 '어도비 프리미어'라는 전문가용
편집 프로그램을 사용할 수밖에 없게 되었다. 하지만 새 프로
그램을 사용하는 게 시간이 너무 오래 걸려 옛날에 쓰던 컴퓨
터를 꺼내 무비 메이커를 쓰기를 반복했다.

'안 되겠다. 눈 딱 감고 21일 동안 프리미어만 써보자.'

일단 21일만 운동해보기로 했습니다

그렇게 생각하고 그 후에도 적응이 안 되면 무비 메이커를 다시 쓰자고까지 생각했다. 이번에도 21일 루틴의 효과는 여전했다. 처음 일주일은 적응하느라 매우 답답했지만 둘째 주가 되니 단축키를 찾아볼 정도로 여유가 생겼다. 셋째 주에 들어서니 편집에 필요한 기본적인 작업이 손에 익어 더 이상 노트를 보지 않고도 거뜬히 작업을 할 수 있었다.

"One step at a time." 한 번에 한 걸음씩. 몸을 만들면서 배운 것. 한 번에 이뤄지는 것은 없다는 것이다. 한 번에 한 걸음씩, 모르는 것은 알아가되 단순하고 쉬운 것부터 시작할 것. 못하는 게 아니라 할 수 있는 것에 집중할 것. 힘들고 어려울지라도 목표와 꿈을 향해 전진할 수 있는 용기와 믿음을 가질 것!

그렇게 유튜브를 시작하고 1년 만에 목표로 하던 5만 구독자를 달성하게 되었다.

어떤 이는 "1년에 고작 5만밖에 못 했어?"라 말하고 어떤 이는 "난 1년 동안 만 명밖에 안됐는데." 하며 다양한 반응을 보일 것이다. 물론 6개월 만에 10만 구독자를 달성한 사람과 비교한다면 형편없는 결과이고, 1년은커녕 3개월 하다 유튜브를 포기한 사람에게는 5만이 꿈과 같은 숫자일 수 있다. 하지만 중요한 것은 나의 목표가 무엇이고, 그 목표를 이루기 위해 지금 이 순간에도 포기하지 않고 꾸준히 노력하고 있는 가이다.

그 후 3년이 지난 지금 내 채널은 구독자가 23만 명이 되어가고 있다. 촬영 장비는 오로지 스마트폰 하나만 가지고! 이제는 무엇을 시작해도 '할 수 있다'는 자신이 생겼다. 아니 몸을 만들며 성공하는 방법을 깨우쳤을 뿐이다. 운동 말고도 처음 시도하는 뭔가가 있다면, 21일 루틴을 적극 활용해보자!

인생의 역경 속에서
운동을 외치다

～～～～～～～～

  운동이 주는 즐거움에 대해서 구구절절 늘어놓았지만, 운동이 그 무엇보다도 큰 힘을 발휘하는 때는 바로 인생의 역경을 맞을 때다. 살다 보면 누구에게나 절망적인 순간이란 것이 찾아온다. 사랑하는 사람을 먼저 보내는 것, 힘겹게 모은 전 재산을 사기로 잃는 것, 평생토록 원하던 꿈을 포기해야 하는 순간 등 나이를 불문하고 인생의 막다른 골목에 들어온 것만 같은 힘든 시기가 찾아온다. 이런 경우 우리는 현실을 잊게 만들어주고 의지할 만한 것들을 찾는다. 그것이 종교적인 것이 될 수도 있고, 술을 마시는 게 될 수도 있다.

  2013년 봄, 내 인생에 최대 '멘붕'이 왔다. 결혼까지 생각했던 남자친구에게 오랫동안 이용당한 것을 알게 된 것이다. 한 순간 이별 노래 속의 버림받은 비참한 여자 주인공이 되어버렸다. 지금 생각하면 그렇게 된 것에 대해 감사함밖에 없지만, 그 당시에는 죽고 싶을 정도로 절망감이 컸다. 배신당한 아픔으로 하루하루가 견디기 힘들었지만, 내 자신이 너무 바보 같고 창피해서 친한 친구나 가족에게조차도 이야기를 꺼낼 수가 없었다. 눈 떠지는 시간에 일어나서 무기력하게 하루를 보내며, 나에게 사기를 친 쓰레기 같은 놈 때문에 이리도 비참하게 지내는 내가 더 한심하다고 생각했다.

그러다 어느 날 먹지도 않고 아무것도 하지 않는 폐인이 되어버린 내 모습에 신물이 났다. 이제 그만 정신을 차려야겠다 생각한 나는 헬스장에 갔다. 거울 속 쇠질을 하는 내 모습을 보는데 눈물이 흘러내렸다. 그것도 마구마구. 무슨 말이 필요할까? 운동 가방에 있던 야구모자를 푹 눌러쓰고 묵묵히 쇠질을 했다. 화가 나거나 눈물이 나거나 내 스스로가 비참해질 때마다 헬스장에 달려가 운동을 했다. 내 몸무게의 2배가 되는 무게로 데드리프트를 하고 트레드밀에 올라 미친 듯이 전력질주를 했다.

그렇게 3주쯤 지났을까. 흐르던 눈물이 멈추며 서서히 붕

괴되었던 멘탈이 돌아오기 시작했다. 그랬다. 습관이 만들어지는 시간과 마찬가지였다. 절망에서 벗어나는 데도 21일 정도가 필요했다.

'다시 몸을 만들어야겠다.'

아주 멋지게. 내 인생 최대의 몸을 만들어보자고. 입으로 들어가는 모든 음식은 직접 만들고 필요한 양을 정확하게 저울로 재서 먹었다. 약속이 있을 때도 밖을 나갈 때면 늘 도시락을 챙겨 다녔다. 지하철을 타고 이동하다가도 식사 시간이 되면 역전 플랫폼에 앉아 도시락을 먹었다. 사람들은 인생을 왜 그렇게 힘들게 사냐고 물었다. 그러면 나는 이렇게 말한다.

"남에게 쏟은 노력은 버려질지언정 내게 쏟은 노력은 버려지지 않으니까."

'멘붕'이 왔을 때, 정신적 고통을 달래기 위해 매일같이 술을 마시거나 폭식을 하며 스트레스를 해소할 수도 있다. 물론 한순간의 아픔은 잠시 잊을 수 있겠지만 나도 모르는 사이 불어난 몸무게 때문에 자괴감에 빠지고 또다시 악순환이 반복된다. 하지만 그럴 때 운동을 하면 문제가 해결되지는 않을지라도 적어도 건강한 몸과 마음은 지켜낼 수 있다.

확실히 운동은 힘들다. 하지만 삶이 힘들 때 운동은 최고의 친구가 된다. 때로는 삶의 역경을 모두 이겨내게 해주기까지 한다. 정말 큰 역경을 운동으로 이겨낸 사람 중에 내 친구 팀도 있다. 대학 시절, 학교 휠체어 농구팀에서 주장을 맡고 있던 팀을 렉센터 직원 미팅에서 처음 만났다. 워낙에 성격이 밝아 오래전부터 하지 마비라는 장애에 적응했겠거니 했는데, 놀랍게도 팀이 휠체어를 타기 시작한 것은 대학생 때부터로, 불과 몇 년 전 사고로 하지가 마비되었다는 것이다. 팀은 내게 자신의 운동 이야기를 들려주었다.

더할 나위 없이 완벽한 가정에서 행복하게 자라던 팀은 열두 살 생일, 친절하고 인자했던 아버지를 교통 사고로 잃었다. '왜 나한테 이런 일이 일어났을까?'라고 생각하며 방황하던 그는 대학에 진학한 후에도 슬픔을 이기지 못하고 술과 마약에 빠졌다. 그래도 마음을 잡고 중독 치료를 시작해 하루하루 힘들게 버티던 중 하루는 TV에서 《왜 착한 사람에게 나쁜 일이 일어날까》라는 책을 쓴 랍비 해롤드 쿠시너의 강의를 듣게 되었다.

"만약 당신이 '왜?'라고만 묻고 있다면 지금 잘못된 질문을 하고 있는 것이다. 대신 '어떻게' 해야 할지를 물어야만 한다."

이 말을 듣고 팀은 '왜'보다 '어떻게'를 생각하기 시작했다고 한다.

마약 중독에서 벗어난 지 2년 반이 지나 팀의 삶은 다시 안정을 찾기 시작하는 것 같더니, 이내 두 번째 비극을 마주하게 되었다. 출근 길에 잠시 몸에 이상을 느낀 팀은 차를 세우고 쉬었다. 이전에도 이런 일 때문에 병원에 간 적이 있는데 병원에서는 아무런 이상이 없다고 했다. 잠깐 쉬자 기분이 나아지는 듯하여 다시 운전대를 잡았는데, 그 다음 눈을 떴을 때는 구급차 안이었다. 운전 도중 팀은 갑자기 의식을 잃었고 차가 고가도로에서 아래쪽 고속도로로 추락한 것이다. 그 사고로 척추가 으깨지고 척수가 손상되어 팀은 하반신이 마비되었다. 정말이지 생각지도 못한 불행이었다.

다시 한번 팀은 '왜? 왜 나한테 이런 일이 있어야 하나'라는 생각을 했고, 그 순간 랍비 쿠시너의 말이 다시 떠올랐다.

"왜냐고 묻지 말고 앞으로 어떻게 할 것인지 대해 물어라."

그래도 다리를 잃었다는 절망감을 쉽게 이길 수는 없었다. 그때 그에게 뜻밖의 손님이 찾아왔다. 병원의 어댑티브 스포츠 및 어드벤처 프로그램 디렉터인 데이브였다. 그는 19살에 스노우 튜빙(튜브형 눈썰매) 사고로 하반신이 마비된 후 자신이 어떻게 휠체어를 타는 삶에 적응해 나갔는지 팀에게 이야기해주었다. 데이브는 장애인 농구 선수로 9개의 패럴림픽 금메달, 장애인 농구 전국 선수권 대회 9승, MVP 수상을 6번이나 했을 정도로 화려한 경력을 뽐냈다. 팀은 그를 "장애인 농구의 마이클 조던"이라고 했다. 뿐만 아니라 데이브는 그가 시도한 모든 장애인 스포츠에서 뛰어난 성적을 거두었다.

팀은 데이브가 이룬 것들을 듣고 어안이 벙벙했고, 희망을 얻었다. 3주의 짧은 재활 치료가 끝나고 팀은 휠체어를 타는 새 삶에 적응하기 시작했다. 그리고 다시는 "왜?"라는 질문은 하지 않고 앞으로 "어떻게" 할 것인지에 대해서만 생각했다. 얼마 지나지 않아 팀은 데이브와 함께 농구 게임을 뛰게 되었다.

'내 다리가 다시 생겼다!'

팀은 지금도 농구 경기용 휠체어에 앉았을 때의 느낌을 잊지 못한다고 했다. 하지만 휠체어에 앉아 농구를 하는 것에 적응하기는 굉장히 어려웠다. 팀은 새로운 생활에 적응하기 위해 농구 코트에서의 작은 성공을 하나씩 만드는 데 집중했다. 그러다 보니 인생에서도 하나둘 성공을 이루기 시작했다. 대학에 다시 들어간 지 1년 반 만에 졸업을 하고, 당시 미국의 4대 은행 중 하나였던 노스캐롤라이나의 와코비아 은행에

일단 21일만 운동해보기로 했습니다

취업했다. 팀은 '하나의 성공이 또 다른 성공을 불러일으킨다는 것'이 굉장히 신기했다고 한다.

휠체어 위에서도 삶은 바쁘게 흘러갔다. 농구가 너무 좋아서 매일 아침 4시 반에 일어나 출근 전 연습을 했다. 겨우 2년 만에 부서에서 가장 높은 직급까지 승진을 했고 대학원 진학도 고려하게 되었다. 이후 텍사스대학교 농구팀에 들어온 팀은 2년간 혹독한 훈련을 받았고 8개의 전국 대학 휠체어 농구 대회에서 3위를 거머쥐었다. 대학원 공부도 열심이었고, 다양한 리더십 직책을 도맡아 했다. 대학원을 졸업하며 2개의 석사 학위와 장애인 운동선수로는 최초로 대학 내 최고 리더에게 주는 상도 받게 되었다.

졸업 후 팀은 노스캐롤라이나로 돌아와 좋은 직장에서 일하고 있다. 그는 여전히 삶에 대한 기대감에 가득 차 있고, 새로운 것을 시도하기를 즐긴다. 장애인 농구뿐 아니라 장애인 골프, 장애인 소프트볼, 장애인 육상, 수영, 역도, 장애인 철인 3종 경기, 핸드 사이클링에 이어 휠체어 보디빌딩까지 도전했다. 그의 다음 도전은 장애인 크로스핏이라고 한다.

누구나 인생에서 고난을 겪을 수 있다. 팀이 '왜'가 아니라 '어떻게'에 집중했을 때 극복하는 힘을 얻었다는 것을 생각해보았으면 좋겠다. 그리고 팀의 인생을 이끈 것은 다름 아닌 운동이라는 것 또한 기억해주었으면 한다. 운동을 통해 '하나의 성공이 또 다른 성공을 불러 일으킨다'는 것을 되새기며, 이제는 '나는 왜 자꾸 포기할까?'가 아니라 '내가 어떻게 해야 계속할 수 있을까?'로 바꾸어 생각하면서!

일단 21일만 운동해보기로 했습니다

복근이 인생의
전부는 아니더라

~~~~~~~~~~~~~~~~~~~~~~~~~~~~

　이제는 운동 강박증에 대한 이야기도 해야 할 것 같다. 한창 몸을 만들었을 때는 남들의 시선을 은근히 즐겼다. 근육질 몸을 드러내기 가장 좋은 곳은 바로 한여름의 해수욕장과 수영장이다. 비키니를 입고 걸어갈 때면 남자고 여자고 선명하게 드러난 내 복근에서 눈을 떼지 못하곤 했다. 남들의 시선을 위해 운동한 것은 아니었지만, 운동을 하고 나서 받는 관심이 기분 나쁘진 않았다. 오히려 열심히 노력한 대가라는 생각이 들었고 은근한 자부심이 피어났다.

　특히 여자에게 복근이란 열심히 노력한 자만이 가질 수 있는 '훈장'과도 같다. 여자는 남자보다 근육량이 적고 호르몬

특성상 남자보다 지방을 더 축적하기 때문에 복근을 만들기도 더 쉽지 않다. 여자의 복근이 드러나기 위해선 체지방이 적어도 18퍼센트 이하가 되어야 한다. 그럼 소위 11자 복근이라 부르는 선이 드러나기 시작한다. 선수 시절 시합을 준비할 때의 나의 체지방 비율은 10-12퍼센트를 오갔고, 보통 때는 15퍼센트 정도를 유지했다. 여자가 체지방이 10-12퍼센트로 낮아지게 되면 남는 건 거의 근육밖에 없다고 생각하면 된다. 보기엔 '우와' 소리가 나오지만 그것이 결코 건강에 좋은 것은 아니다. 생리적인 현상이 유지되기 위해서는 지방도 어느 정도 필요한데 체지방이 극도로 낮아질 경우 월경이 멈추게 된다. 뿐만 아니라 대회를 앞두고 탄수화물을 극도로 제한하는 다이어트를 하면 신경이 매우 예민해진다. 그럼에도 불구하고 어느 순간 더 멋진 몸을 만들어야 한다는 강박관념에 빠지게 된다. 복근이 흐려지면 내 자존감도 함께 낮아지곤 했다. 몸을 만드는 데 휴식이 중요하다는 걸 뻔히 알면서도 운동을 하루라도 빼먹으면 근육이 사라질까 봐 걱정되어 마음 편히 쉴 수가 없었다.

대회에서 우승을 해야 한다는 압박감과 약물 사용이 흔한 피트니스 업계에서 내추럴 선수로서의 한계에 부딪히며 운동하는 것이 더 이상 행복하지 않았다. 그러던 어느 날 왼쪽 무릎을 굽혔다 펼 때마다 너무나 아파왔다.

'갑자기 왜 이러지?'

어떤 일도 갑자기 일어나는 것은 없다. 내 몸의 2배는 나가는 무게를 견디는 운동을 수년간 하다 보니 몸이 멀쩡할 리가 없었다. 전에도 허리나 무릎에 종종 불편함을 느끼곤 했는데 그럴 땐 며칠 쉬고 나면 회복이 되었다. 하지만 이번엔 통증이 심해서 정형외과를 찾아야만 했다.

"운동을 너무 많이 했네요."

슬개골 연골 연화증이라는 진단을 받았고, 운동을 당분간 쉬어야 한다고 했다. 슬개골 연골 연화증은 무릎뼈 안쪽 연골이 단단함을 잃고 약해지는 증상이다. 일반적인 경우 앉아 있는 시간이 길어지거나 운동을 너무 안 하면 하체 근육이 약화되어 이 증상이 나타날 수 있는데, 반대로 슬관절에 스트레스를 주는 반복적인 운동 또한 증상의 원인이 될 수 있다.

'내가 그동안 너무 무리를 했구나.'

주인을 잘못 만나서 망가진 몸한테 너무 미안했다.

'인간의 욕망이 끝이 없다고 너무 과하게 욕심을 낸 탓에 하늘이 내게 교훈을 주는가 보다.'

과유불급, 지나친 것은 미치지 못한 것과 같다는 말이 떠올랐다. 건강할 때는 알 수가 없다. 하지만 한번 아프고 나면 그냥 몸이 '정상적'으로 돌아간다는 사실이 얼마나 감사한지 모른다. 특히 팔팔한 20대에는 운동을 따로 안 해도, 운동을 과하게 해도 특별히 아픈 곳이 없다. 회복 능력 또한 팔팔하기 때문이다. 몸이 아프고 나서야, 통증이 시작되고 나서야 중요하지만 잊고 지냈던 스트레칭과 휴식에 더 신경을 쓰기 시작했다. 거의 하루도 빠짐없이 하던 운동을 과감히 주 5일로 줄였다. 일주일 중 이틀은 무조건 쉬는 운동 프로그램을 만들었고 매일 아침 스트레칭을 시작했다. 쉬는 날을 늘리자 신기하게도 운동이 더 잘되기 시작했다. 운동이 더 잘되는 것을 경험하니 쉬는 것이 두렵게 느껴지지 않았다.

몸에 대한 집착이 커질수록 나도 모르게 헬스장에서 운동하는 시간이 점점 길어지곤 했던 게 떠올랐다. 그래서 헬스장 문을 닫기 40분 전에 운동하러 가기 시작했다. 그것은 즉 오늘 할당된 운동을 40분 안에 모두 마쳐야 한다는 말이었다. 집중도가 높아졌고 운동의 효율성뿐 아니라 효과도 높아졌다. 헬스장에서 보내는 시간이 줄어들었지만 시간적 여유가 더 생겨 다른 업무에 대한 스트레스를 덜 받게 되었다.

선명했던 복근은 이제는 흐려지고 잘 보이지 않지만 지금은 예전보다 훨씬 즐겁게 운동한다.

복근이 인생의 전부는 아니었다.

100세 시대를 사는
진정한 삶의 자세

나는 책이든 영화든 '실화'를 좋아한다. 나의 인생은 단 한 번밖에 살 수 없지만, 다른 이들의 인생을 통해서 전부는 아닐지라도 어느 정도는 경험할 수 있게 되기 때문이다. 휴먼 다큐인 〈인간극장〉을 보면 보통 사람들의 평범하지만 특별한 이야기를 볼 수 있다. 나와 전혀 다른 삶을 산 타인의 삶을 통해서 공감을 하고 나의 인생을 돌이켜 보게 해주는 계기를 만들어주기 때문에 즐겨보는 프로그램이다. 〈인간극장〉 신년 특집으로 《백년을 살아보니》의 저자 김형석 연세대 명예교수가 출연했다.

100년의 시간을 살아낸 김형석 교수는 한국 철학계의 1세

일단 21일만 운동해보기로 했습니다

대 교육자이자 베스트셀러 수필가로, 도산 안창호 선생의 강연을 듣고 시인 윤동주와 함께 공부하신 분이다. 98세 나이에 책을 두 권이나 집필하고 160회 이상 강연도 다니시며 인생에서 가장 보람 있는 해를 보냈다는 교수님은 지금도 강연, 방송 출연 및 집필 등의 사회활동을 활발히 하고 계신다.

의학이 발달해 100세 시대에 들어섰다고 하지만 참으로 100세를 사는 사람은 보기 어렵다. 특히 나는 지난 몇 년 사이 친한 친구와 지인, 친척들을 갑작스럽게 떠나 보내며 '정말 100세 시대 맞나?'라는 의문을 품기도 했다. 내일 모레 환갑을 바라보시는 우리 엄마는 파스를 붙이시며 돌아가신 할머니, 할아버지께서 생전에 왜 그렇게 파스를 달고 사셨는지 이해가 된다 하셨다. 아픈 몸은 비단 60대만의 이야기가 아니다. 내 유튜브 댓글창만 보아도 몸이 아파서 어쩔 수 없이 운동을 시작했다는 10대, 20대들도 많이 있다. 앉아 있는 시간이 많고 스마트폰을 오래 사용하다 보니 대다수의 현대인들이 허리나 어깨, 무릎 통증을 호소한다.

"수영과 더불어 하는 운동 아닌 운동은 걷는 일이다. 하루에 50분 정도 걷는다. 전에는 아침 시간에 산책을 했으나 80을 넘기면서부터는 오후에 걷는다. 늙은 사람에게는 운동이라는 생각보다는 생활 자체가 운동을 동반하는 습관이 되어야 한다. 내 방은 2층이다. 하루에도 몇 차례씩 계단을 오르내린다. 그것이 운동이다."

100세가 되어서도 지팡이나 보청기 없이 왕성히 강연 활동을 펼치시며 열정적으로 살아가시는 김형석 교수님도 나와 같은 마음이셨다.

"생활 자체가 운동을 동반하는 삶."

일하느라 앉아 있는 시간이 길어진다면 2시간에 한 번씩은 자리에서 일어나 기지개를 켜보자. 어릴 적 배운 국민체조의 동작들을 떠올리며 어깨 돌리기, 몸통 돌리기, 앉았다 일어나기를 해보자. 어릴 때 못 느끼던 시원함을 느낄 수 있을 것이다.

100세를 건강히 사시는 교수님의 식단이 궁금했는데 아침은 사과와 우유로, 매끼마다 양파 조금씩과 다양한 녹색 나물을 드신다고 한다. 장수의 비결이 '소식'이라고 알려져 있는데 특히 위의 활동이 떨어지는 80대부터는 과식을 안 하는 게 좋다 하신다.

하지만 내가 본 교수님의 100세 건강의 비결은 다른 곳에 있었다.

"돈보다 일을 더 사랑하는 것."

"일에는 반드시 목적이 있어야 한다."

교수님은 건강 자체를 목적으로 생각하지 않고 일을 하기 위해 건강을 챙긴다 하신다. 그래서 건강이 허락되는 동안 일을 하고 일을 하는 동안 건강해지는 것이다. 그리고 그 일을 하는 목적이 "사람들이 나 때문에 조금 더 행복해지고 지금보다 좀 더 인간답게 살 수 있도록 도와주는 삶을 살기 위해"라 하신다.

수많은 운동법과 식이요법을 섭렵하며 '어떻게 하면 건강하게 오래 살 수 있을까?'라는 것을 공부해왔지만, 다시 한번 진리는 가까이 있다는 것을 느끼게 해주는 한마디였다.

아프지 않고 건강하게. 보람된 일을 하면서 내게 주어진 마지막 날까지 최선을 다해 살아가는 것. 내가 바라는 100세 시대의 삶의 자세다.

100세 시대를 준비하는 진정한 삶의 자세, 목적 있는 삶을 사는 것!

꿈은
이루어진다

~~~~~~~~~~~~~~~~

누구나 대학교 마지막 학기가 되면 졸업 후 무엇을 해야 할지에 대해 심각하게 고민하게 된다. 사실 겨우 인생의 출발점에 섰을 뿐인데 내 인생의 마지막 선택이기라도 한 양 '완벽한 결정'을 하기 위해 노력한다. 나 역시 그랬다. 당시 불투명한 미래로 고민하던 나는 멘토 케일라에게 상담을 청했다.

"운동 가르치는 일이 좋은데 졸업을 하고 전공에 맞는 회사에 들어가야 할지 아니면 전공과는 전혀 다른 운동을 가르치는 일을 해야 할지 고민이에요."

그러자 케일라가 내게 물었다.

"돈을 받지 않고도 이 일을 할 수 있겠니?"

일단 21일만 운동해보기로 했습니다

그때 나는 한순간도 주저하지 않고 대답했다.

"네."

"그러면 이 일에 한번 도전해봐. 너라면 잘할 수 있을 거야."

그렇게 경영대학원에도 진학했고, 동시에 조교로 캠퍼스 레크리에이션 부서에서 디렉터를 도와 피트니스와 웰니스 프로그램을 운영하는 일을 하게 되었다.

지금도 미국에서 경영대학원을 마치고 피트니스 일을 하는 나의 반전 이야기를 들으면 많은 사람들이 의아해한다. 하지만 그것은 내가 내릴 수 있는 그 순간의 최선의 선택이었고, 지금도 그 선택에 대해 후회는 없다.

멘토는 우리가 성장하는 데 필요한 새로운 관점을 얻을 수 있도록 도와준다. 멘토는 먼저 "나의 꿈"을 경험한 인생 선배로서 내가 올바르게 가고 있는지 아니면 더 나은 길이 있는지를 조언해줄 수 있고, 멘티는 그들의 경험을 통해 자신감을 얻을 수 있다. 성공한 많은 사람들 곁에는 그들이 믿고 자문할 수 있는 멘토들이 있었다고 한다. 마이크로소프트의 창업주인 빌 게이츠가 억만장자가 되기까지는 가치 투자의 대가로 알려진 워런 버핏의 도움이 컸다고 하고 페이스북의 대표이자 창업자인 마크 주커버그는 애플의 창업자 스티브 잡스가 그의 핵심 멘토였다고 한다. 좋은 멘토 아래서 성장한 멘티들은 세상을 바꾸는 데 일조하게 되고 멘토와 멘티는 인생의 동반자로 함께 성장을 한다.

운동이란 것이 얼마나 즐겁고, 우리 삶에 있어 중요한 것인지 느끼게 된 순간 '건강한 아름다움을 대한민국에 전파하자'라는 사명을 갖게 되었다. 우연일까, 운명일까? 살 빼려고 시작한 운동으로 비키니 챔피언이 되었고, 제대로 된 운동법을 알려주고자 유튜버가 되었다. 많은 사람에게 건강한 삶을 전파하는 모티베이터가 되겠다고 다짐한 지 10년 만에 책을 출간하며 한층 나의 사명을 알릴 기회를 갖게 되었으니 이 얼마나 박진감 넘치는 인생이란 말인가! 나의 구구절절한 이야기가 가슴에 와 닿아 그동안 미뤄왔던 운동을 시작하는 사람이 단 한 명이라도 있다면 그것이 모티베이터로서 성공한 삶이 아닐까. 이 책을 통해 나 또한 누군가의 멘토가 될 수 있기를 희망한다.

일단 21일만 운동해보기로 했습니다

~~~~~~~~~~~~~~~~~~~~~~~~~~~~~~~~

저주받은
내 다리에 건배

"I love your legs!"

사막 지방답게 5월인데도 불구하고 텍사스는 매우 더웠다. 한국에서는 상상도 못할 짧은 핫팬츠를 입고 수업을 들으러 가던 중 뒤에서 걸어오던 두 명의 금발머리 백인 여자아이들이 말했다. 처음엔 '누구한테 하는 말이지?' 하며 주위를 둘러봤지만 아무도 없었다. 나에게 말한 것임을 알고 엉거주춤하다 기어들어가는 목소리로 "Thanks"라고 답했다.

'헐~ 내 다리가 예쁘다는 거야?'

마치 뒤통수를 망치로 얻어맞은 것 같았다. 내 평생 '저주받은 하체'라며, 십대 시절 내내 언덕 위 학교를 오르내리며

배긴 종아리의 알을 제거하겠다고 수술까지 받으려 했던 나
인데 이 다리가 예쁘다니?

그 말을 한 그들은 소위 대한민국 여자들의 '워너비 다리'를
가진 '우월한 유전자'의 소유자들이었다. 아이돌 걸그룹 멤버
의 다리를 연상시키는, 일자로 미끈하게 빠진 알 하나 없는 다
리. 나중에 안 사실이지만 미국에선 그런 다리가 '치킨 레그
(닭 다리와 비슷하다고 이렇게 부름)'라고 불리며 그보다 근육이
붙어 탄력 있는 다리를 더 멋지게 본다는 것이었다.

놀라운 경험은 또 있었다. 점심시간, 카페테리아에서 식사
를 하려 줄을 서 있는데 옆으로 지나가던 남학생들이 "She is
cute"라고 말하는 소리를 들었다. 그리고 나서도 기숙사 친구
들을 통해 "Minsoo is very pretty", "She is beautiful" 이라
는 소리를 적지 않게 들었는데 포인트는 내가 예쁘다는 게 아
니다. 중요한 건 그들에게는 내가 '예뻐 보였다'는 사실이다!

소위 서양인의 큰 쌍꺼풀과 오똑한 코, 작은 얼굴이 우리에
게 '워너비' 상이 된 것처럼, 그들에게 없는 동양인의 두드러
진 광대뼈와 턱선, 찢어진 눈(?)은 그들에게 매력으로 느껴
진 것이다. 그 순간 사람은 자신에게 없는 것에 끌리는 것임
을 알게 되었다. 그리고 아름다움의 기준은 항상 달라질 수

일단 21일만 운동해보기로 했습니다

있다는 것도. 그리고 차츰 이런 깨달음 하나가 마음속에 떠올랐다.

'우리 모두는 있는 그대로 아름다운 존재다.'

한국에서 성형수술을 계획했지만 실패한 후 미국에 온 나로서는 정말 신선한 깨달음이었다. 아름답다는 기준이 특정 인물이나 사물에 있는 것이 아니라 '있는 그대로(유니크함)에 있다'라고 생각을 바꾸는 순간 나에게 온 가장 큰 변화는 '스스로에 대한 확신'이었다. 이 생각은 운동을 하면서 더욱 강화되었다.

하지만 피트니스 선수로 활동을 시작할 무렵 나는 몸매에 대해 굉장히 신경을 썼다. 시합에 나갈 때에는 체지방이 12퍼센트 정도에 근육이 선명하게 보이도록 해야 하기 때문에 건강을 위해서 즐기면서 하는 운동을 할 때와는 조금 다르다. 무대에 서기 위해선 일반적인 몸 이상을 만들어야 하고 좋은 성적을 내야 하는 것이 목표였기 때문에 대회 시즌의 몸매를 평소에도 유지한다는 것이 건강에는 결코 좋지 않다. 하지만 대회를 마친 후 일상적으로 돌아오는 내 몸, 즉 수분이 차고 지방이 오른 모습을 보는 것은 괴로운 일이었다. 다른 사람 눈에는 살이 오른 게 더 보기 좋다고 하지만 정작 내 눈에는 다 혐오스런 지방으로밖에 보이지 않았기 때문이다. 살이 쪄서 걱정이라고 푸념을 하는 나에게 케일라가 말했다.

"민수야, 걱정하지 마. 지금이 너의 몸이 가장 이상적인 상태인가 봐."

'가장 이상적인 상태?'

인간은 모두 다른 모습을 가지고 태어난다. 다른 얼굴, 다른 체형. 다리가 긴 사람, 팔이 긴 사람. 하체가 근육질인 사람, 상체가 뚱뚱한 사람. 운동을 조금만 해도 쉽게 복근이 만들어지는 사람도 있고 평생 운동을 해왔는데도 복근이 보이지 않는 사람도 있다. 그것은 유전자의 차이다. 몸을 만들기에 앞서서 우리는 유전자의 법칙을 이해할 필요가 있다. 왜냐하면 그것은 우리가 가지고 태어난 것이라 바꿀 수 없기 때문이다.

"바꿀 수 없다면 어떻게 해요? 난 내 굵은 다리가 싫은데……."

가장 좋은 방법은 있는 그대로의 나를 사랑하는 것이다. 그러기 위해서는 있는 그대로의 나를 받아들이고 그것에 감사

할 줄 알아야 한다. 모든 것은 보는 시각에 따라 달라진다. 저주받은 하체라며 평생 한탄하며 살지, 튼튼한 다리로 마음껏 달리기를 할 수 있어 건강한 심장을 갖게 되는 것에 감사할지는 생각하기 나름이다. 달리 생각해보면 내 결점도 사실 사랑받을 만한 자격이 있다. 결점을 보완하기 위해 노력하는 계기를 만들어주기 때문이다.

우리는 얼마나 만족하며 살아갈까? 내 모습을 있는 그대로 받아들인 후에는 자신의 단점보다는 장점에 집중을 하는 연습이 필요하다. 대부분의 사람들은 장점보다는 단점에 신경을 많이 쓴다. 예쁜 눈보다는 낮은 코 때문에 스트레스 받고, 보기 좋은 하체 말고 넓은 어깨를 불평한다. 하지만 낮은 코를 고친다고 해서 나아지는 것은 별로 없다. 왜? 낮은 코 다음에 또 마음에 들지 않은 부위가 생기기 때문이다. 그리고 그 문제의 핵심은 바로 우리 자신! 누가 낮은 코가 밉다고 했는가? 완벽한 어깨를 위한 기준은 누가 만들었는가? '미'라는 것은 시대와 지역에 따라 변화해왔고 환경에 따라 변해간다. 즉 미의 기준은 생각하기 나름이고 개개인 모두는 다르기 때문에 매력이 있는 것이다. 키가 큰 사람이 잘할 수 있는 일이 있고 키가 작기 때문에 잘할 수 있는 일이 있는 것이다(사실 뭔가 하는 데 키가 전혀 문제되지 않는 경우가 더 많다). 우리의 만족에는 끝이 없다. 많은 사람들이 생각하는 자신의 약점은 사실 최대의 강점이 될 수 있다.

선수 생활을 시작하고 8년 동안은 오로지 몸을 만들고 훈련하는 데만 집중했다. 삶이 운동이고 운동이 삶인 하루를 살면서 누가 봐도 '우와~' 라는 소리가 나올 정도로 탄탄한 근육질 몸매를 얻게 되었다. 부러워서인지 신기해서인지 알 수는 없지만 여름에 거리를 지날 때 두 눈이 휘둥그레져 쳐다보는 사람들의 시선을 즐기곤 했다. 하지만 한국으로 돌아왔을 때 또 미의 기준이 다름을 실감해야 했다. 근육을 키우는 운동을 하는 여자가 흔하지 않던 2011년 즈음의 한국에서 근육질 몸을 선보였던 나는 당시 '근육이 너무 많아서 징그러워요' 또는 '여자가 여자다워야지' 같은 말들을 자주 들었다. 마치 근력 운동은 남자들의 전유물이기라도 한 양, 헬스장에서 남자들과 같이 역기를 드는 나를 이상하게 생각했다. 내가 열심히 운동해서 멋진 몸을 만드는 것은 누군가의 눈을 만족시키기 위해서가 아닌데 말이다. 그래도 더 이상은 옛날처럼 그런 눈총에 휘둘리거나 상처받지 않았다. 내게는 이제 운동이라는 확신이 생겼기 때문이다.

내가 운동을 하는 이유는 행복하고 건강하게 인생을 즐기기 위해서이며, 나는 있는 그대로 소중한 존재이기 때문이다.

어느 여름날, 슈퍼에 갔다 집에 돌아가는 길 맞은편에 한 중학생이 걸어오고 있었다. 그 아이는 반바지를 입고 걸어오는 내 다리를 보더니 혼잣말로 한마디를 하며 지나갔다.

"대박."

"다리 존나 두꺼워!"에서 "대박"이 되기까지. 사실 그 두 다리는 같은 다리다. 운동을 하기 전과 해본 후의 차이가 있을 뿐이다. 운동으로 내 다리만 달라진 게 아니라 마음도 인생도 모두 변했다.

누가 내 하체를 저주받았다 했는가? 그 무엇보다 믿음직한 내 다리에 건배!

일단 21일만 운동해보기로 했습니다

초판 1쇄 발행 2020년 3월 26일
초판 3쇄 발행 2020년 6월 22일

지은이 고민수
펴낸이 연준혁

편집 1본부 본부장 배민수
뉴북 팀장 조한나
책임편집 박혜정
디자인 데시그 이하나
일러스트 최미나

펴낸곳 ㈜위즈덤하우스 **출판등록** 2000년 5월 23일 제13-1071호
주소 (410-380) 경기도 고양시 일산동구 정발산로 43-20 센트럴프라자 6층
전화 031)936-4000 **팩스** 031)903-3893 **홈페이지** www.wisdomhouse.co.kr

값 13,000원
ISBN 979-11-90630-90-0 03510

<일단 21일만 운동해보기로 했습니다> 21일 챌린지

목표를 달성한 날을 지워 표시합니다.
빈칸에는 한 주 목표 달성했을 때 나에게 주고픈 선물이나 파이팅 문구를 적어보세요!

Day 1 핸드워킹 5 스쿼트 5 1단계 푸시업 5 : 싱글레그데드리프트 5	**Day 2** * 마운틴클라이머 5 : 런지 5 1단계 푸시업 6 버피 5	**Day 3** 핸드워킹 5 스쿼트 5 1단계 푸시업 7 : 싱글레그데드리프트 6	**Day 4** * 마운틴클라이머 5 : 런지 5 1단계 푸시업 8 버피 5
Day 5 핸드워킹 6 스쿼트 6 1단계 푸시업 9 : 싱글레그데드리프트 6	**Day 6** * 마운틴클라이머 6 : 런지 6 1단계 푸시업 10 버피 6	**Day 7** 스트레칭 4가지 2세트	
Day 8 핸드워킹 6 스쿼트 6 2단계 푸시업 5 : 싱글레그데드리프트 6	**Day 9** * 마운틴클라이머 6 : 런지 6 2단계 푸시업 6 버피 6	**Day 10** 핸드워킹 7 스쿼트 7 2단계 푸시업 7 : 싱글레그데드리프트 7	**Day 11** * 마운틴클라이머 7 : 런지 7 2단계 푸시업 8 버피 7
Day 12 핸드워킹 7 스쿼트 7 2단계 푸시업 9 : 싱글레그데드리프트 7	**Day 13** * 마운틴클라이머 7 : 런지 7 2단계 푸시업 10 버피 7	**Day 14** 스트레칭 4가지 2세트	
Day 15 핸드워킹 8 스쿼트 8 3단계 푸시업 5 : 싱글레그데드리프트 8	**Day 16** * 마운틴클라이머 8 : 런지 8 3단계 푸시업 6 버피 8	**Day 17** 핸드워킹 9 스쿼트 9 3단계 푸시업 7 : 싱글레그데드리프트 9	**Day 18** * 마운틴클라이머 9 : 런지 9 3단계 푸시업 8 버피 9
Day 19 핸드워킹 10 스쿼트 10 3단계 푸시업 9 : 싱글레그데드리프트 10	**Day 20** * 마운틴클라이머 10 : 런지 10 3단계 푸시업 10 버피 10	**Day 21** 스트레칭 4가지 2세트	

: 런지와 싱글레그데드리프트는 한쪽당 횟수, 양쪽 다 하면 두 배 횟수 *마운틴클라이머는 양쪽 다리 왕복이 1회

나만의 21일 챌린지

스스로 계획을 세우고 달성해보세요!

Day 1	Day 2	Day 3	Day 4
Day 5	Day 6	Day 7	
Day 8	Day 9	Day 10	Day 11
Day 12	Day 13	Day 14	
Day 15	Day 16	Day 17	Day 18
Day 19	Day 20	Day 21